아름다운 체형을 가꾸는
생활미용·마사지 과학

육조영 교수의 생활스포츠마사지 ❻

아름다운 체형을 가꾸는
생활미용마사지 과학

초판발행 2011년 1월 20일

지 은 이 육조영 · 권동호
펴 낸 이 최종숙
펴 낸 곳 글누림출판사

편집기획 이홍주
진　　행 이태곤
디 자 인 안혜진
편　　집 임애정 · 오수경
마 케 팅 문택주

주　　소 서울시 서초구 반포4동 577-25 문창빌딩 2층(137-807)
전　　화 02-3409-2055(대표), 2058(영업), 2060(편집)
팩　　스 02-3409-2059
전자메일 nurim3888@hanmail.net
홈페이지 www.geulnurim.co.kr
등록번호 제303-2005-000038호(2005. 10. 5)

값 14,000원
ISBN 978-89-6327-101-9 14510
ISBN 978-89-6327-056-2(세트)

육조영 교수의 생활스포츠마사지 

아름다운 체형을 가꾸는

생활미용마사지 과학

육조영·권동호 지음

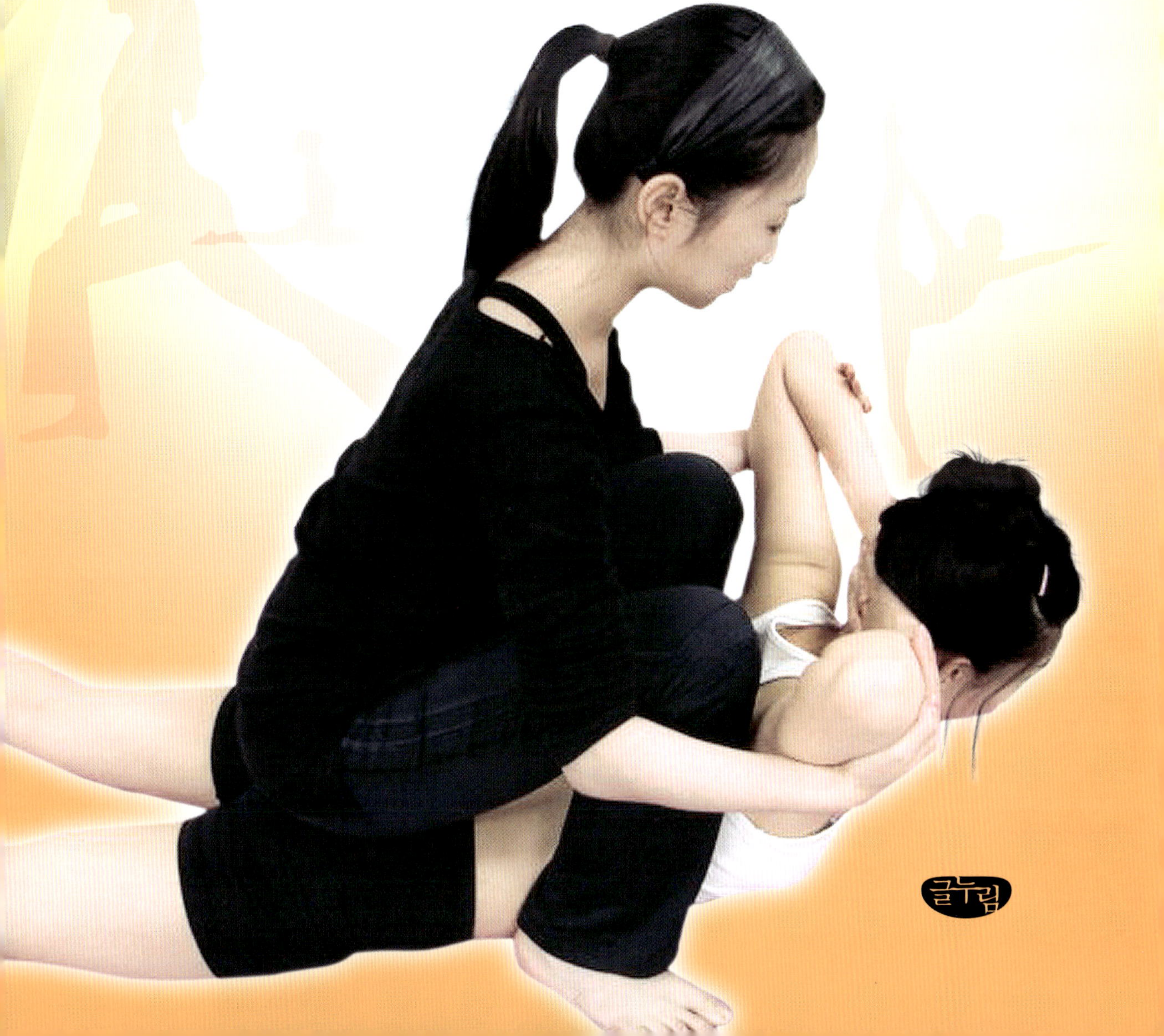

글누림

머리말

　생활 속에서 인간의 행동은 90% 이상이 무의식적으로 이루어진다고 한다. 프로이트는 무의식과 농담의 관계에 주목하여, 하찮은 농담이나 탄식조차도 삶의 권태나 무기력에서 벗어나려는 인간의 무의식적 행동임을 밝혀낸 적이 있다. 일상생활에서 곤혹스러운 표정을 지을 때 찌푸린 얼굴 위로 손바닥을 갖다 대는 행동도 실은 찌그러진 안면 근육을 펴는 무의식적인 행동이다.

　전통 수기기법에서 유래한 생활미용마사지는 배우기 쉬운 간단한 기법으로 질병을 예방하고 아름다움을 스스로 관리할 수 있는 요법이다. 건강한 신체에 건강한 정신이 깃든다는 말처럼 인체의 작용을 잘 이해함으로써 아름다움을 유지할 수 있고 건강하게 살아가는 방법을 익힐 수 있다. 잘못된 체형을 교정하고 신체기관의 작용이 드러나는 피부를 관리함으로써 더욱 젊고 활력있는 삶을 영위할 수 있는 것이다.

　생활미용마사지는 생활 속에서 아름다움을 가꾸기 위해 실용적인 목적으로 시술하는 수기요법이다. 이 책은 비교적 쉬운 기법으로 근육의 뭉침을 해소하고 관절을 유연하게 만들어 활기찬 생활을 영위할 수 있게 해줄 목적으로 쓰여졌다.

　1장에서는 생활미용마사지의 개념과 효과, 주의사항, 준비물과 장소, 기법의 종류와 주요 기법 등 필수적인 기초적 지식을 소개했다. 꼼꼼히 읽어보면 마사지의 기초를 쉽게 습득할 수 있을 것이다.

2장에서는 인체 부위별 마사지 방법과 함께, 마사지 자세에 따른 시술 방법과 효과를 상세하게 소개했다. 증상별로 실행에 옮겨 꾸준히 시술하다 보면 건강을 회복하고 즐거운 생활을 영위하는 길이 열릴 것이다.

3장에서는 생활미용마사지의 놀라운 효과를 얻을 수 있는 전문기법을 소개했다. 여기에는 작고 예쁜 얼굴 라인을 만드는 법, 색소 침착을 줄이는 피부 관리법, 부종 해소와 여드름 해소, 시력 증진과 매끈한 피부 관리법 등을 증상별, 부위별로 소개했다.

『생활미용마사지 과학』을 통해 독자들은 건강하고 활력있는 삶의 지침을 얻게 될 것이다. 이 책이 피로한 근육을 풀어주고 혈액 순환을 촉진함으로써 체력을 증진하고 면역력을 높여 질병을 예방하는 즐거운 일상을 누리는 밑거름이 되기를 소망한다.

2011년 새해 연구실에서

저자 육 조 영 · 권 동 호

목차

머리말 | 04
인체의 경혈 | 09

Section 1 · 생활미용마사지의 기초지식

1. 생활미용마사지란? | 26
2. 생활미용마사지 효과 | 27
3. 생활미용마사지 주의사항 | 29
4. 마사지 장소 및 준비물 | 30
5. 마사지 절차 | 31
6. 마사지 용어 | 32
7. 마사지 기법의 종류 | 34
8. 마사지의 주요기법 | 36
  1) 마찰 기법 | 36
  2) 압박 기법 | 40
  3) 기타 기법 | 44
  4) 타법과 관절운동 기법 | 48
  5) 발마사지 기법 | 52

Section 2 · 생활미용마사지 응용 기법

1. 반듯이 누운 자세 | 58
  1) 족부 마사지 | 58
  2) 하지부 마사지 | 68
  3) 상지부 마사지 | 90

2. 옆으로 누운 자세 | 96
  1) 하지부 마사지 | 96
  2) 배부 마사지 | 98
  3) 상지부 마사지 | 102

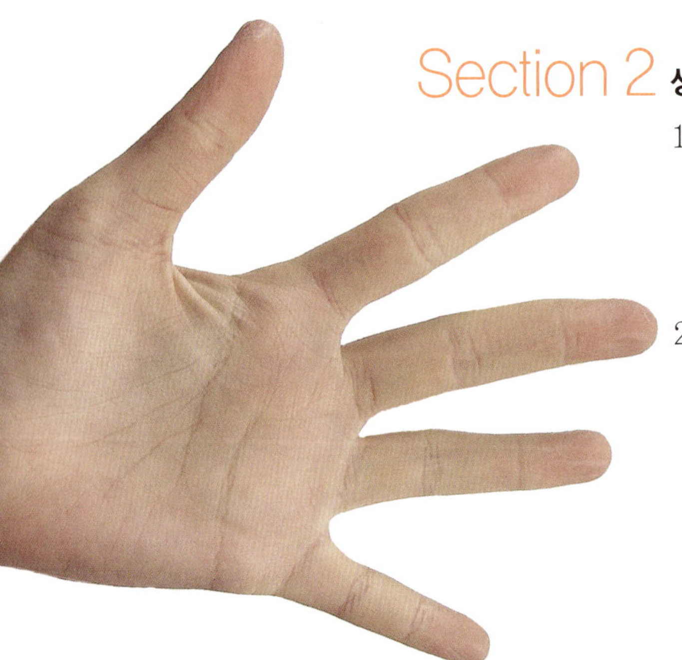

3. 엎드린 자세 | 103
1) 요부 압박법 | 103
2) 견인 족심법 I | 104
3) 견인 족심법 II | 105
4) 요부·견부 신전법 | 106
5) 요부 신전법 I | 107
6) 요부 신전법 II | 108
7) 무릎 압박법 | 109
8) 하지장 타법 | 110
9) 족부 압박법 | 111

4. 체위별 미용마사지 | 112
1) 피시술자와 마주하고 배부 시술하기 I | 112
2) 피시술자와 마주하고 배부 시술하기 II | 113
3) 배부 신전법 I | 114
4) 배부 신전법 II | 115
5) 요부 견인법 I | 116
6) 요부 견인법 II | 117
7) 요부 회전법 | 118
8) 등부 신전법 | 119

5. 두부 마사지 | 120
1) 목근 압박법 | 120
2) 정중선 마찰법 | 121
3) 전두근 경찰법 | 122
4) 비근 경찰법 | 123
5) 구근 경찰법 | 124
6) 이근·안면근 마찰법 | 125
7) 두부 압박법 | 126
8) 두부 절타법 | 128

Section 3

생활미용마사지 전문 기법

1. 생활미용마사지의 놀라운 효과 | 132
2. 마사지 효과를 높이는 방법 | 133
3. 아름다운 얼굴라인 만들기 | 134
1) 하악근 관리법 | 134
2) 아름다운 턱을 유지하는 생활미용마사지 | 136
3) 안상부의 생활미용마사지 | 138
4) 주름을 예방하는 생활미용마사지 | 141
5) 작은 얼굴을 만드는 생활미용마사지 | 142
6) 색소 침착을 방지하는 생활미용마사지 | 144
7) 부종 해소를 위한 생활미용마사지 | 146
8) 두피의 늘어짐을 예방하는 생활미용마사지 | 148
9) 여드름을 없애는 생활미용마사지 | 150
10) 시력증진과 탄력있는 피부관리를 위한 생활미용마사지 | 152
11) 건강한 두피 유지를 위한 생활미용마사지 | 156

참고문헌 | 158

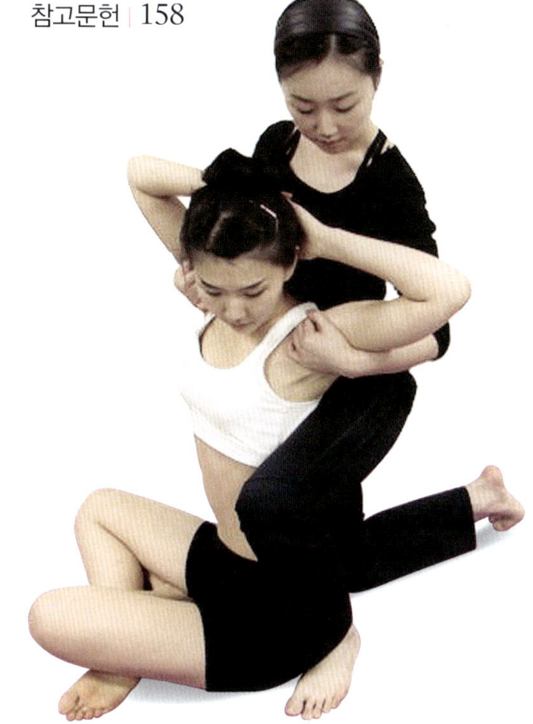

인체의 경혈(1)

양자혈
담양
양백
태양
지양
양강
요양관
삼양락
양곡
양지
양계
상양
회양
위양
슬양관
양릉천
합양
양교
양보
부양
충양

천자혈
천문
천용
천창
천정
천돌
천계
천천
천부
천지
통천
천충
천주
천주
천료
천종
천정
천추

일월성구혈
상성
태양
구후
일월

풍자혈
풍부
풍지
예풍
풍문
병풍
풍시
팔풍

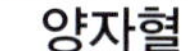

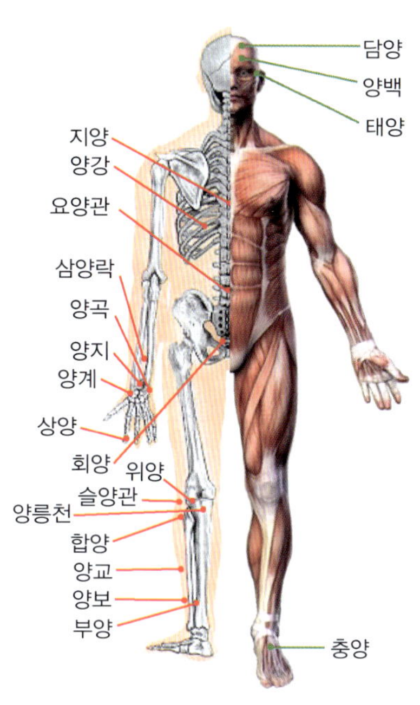

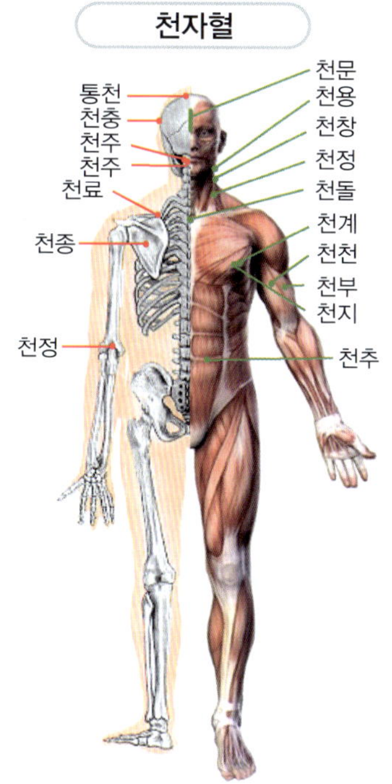

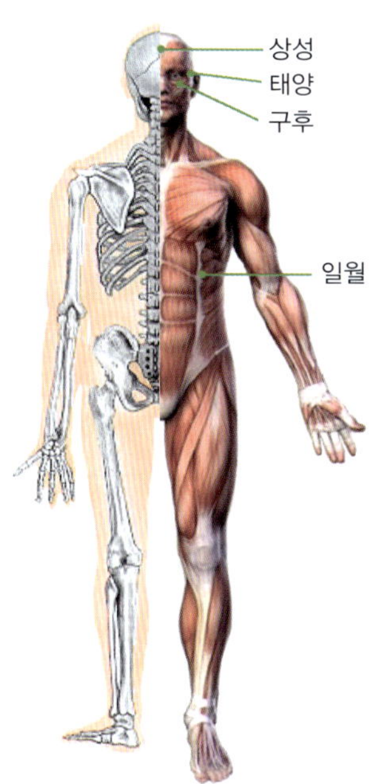

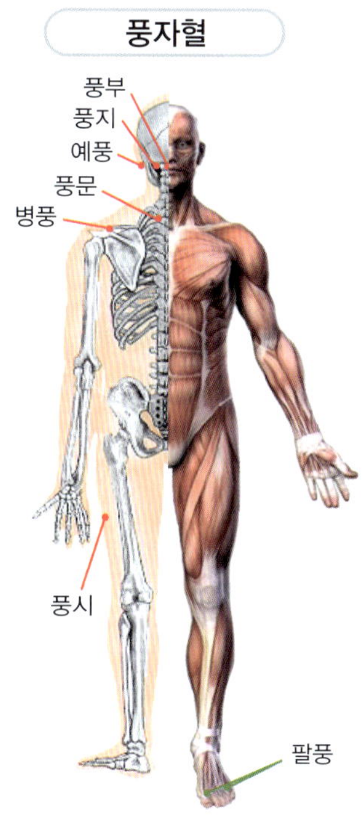

인체의 경혈(2)

기자혈

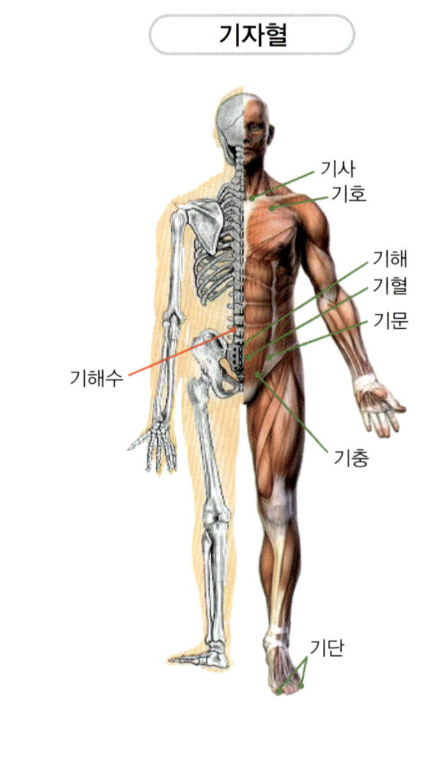

상자혈

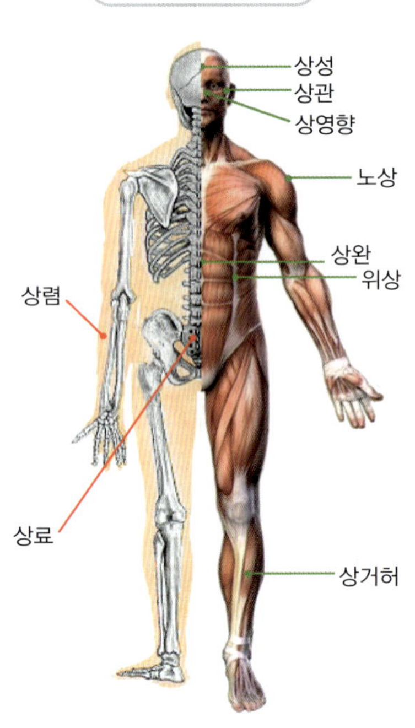

중자혈

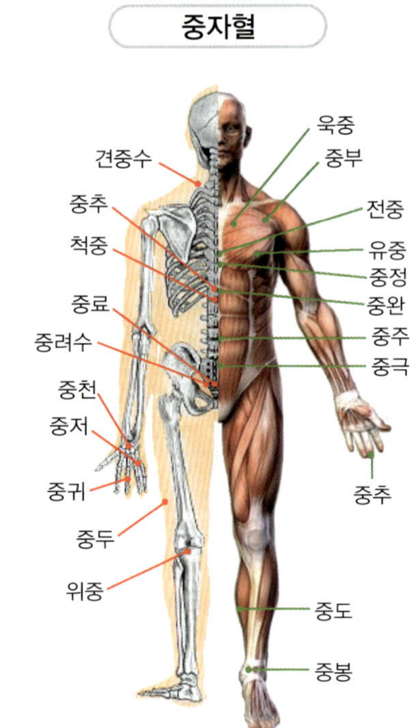

하자혈

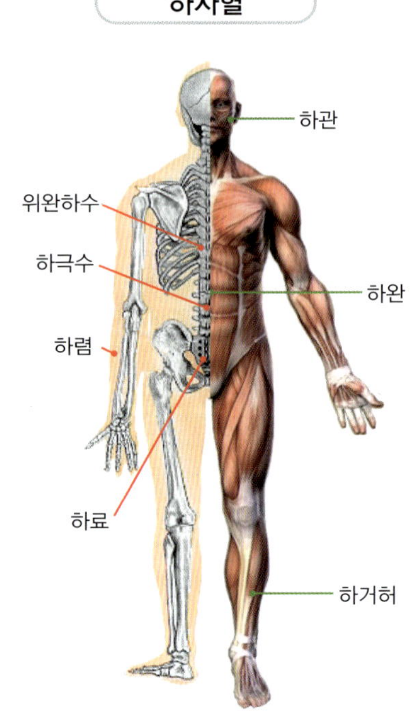

인체의 경혈(3)

내, 외자혈

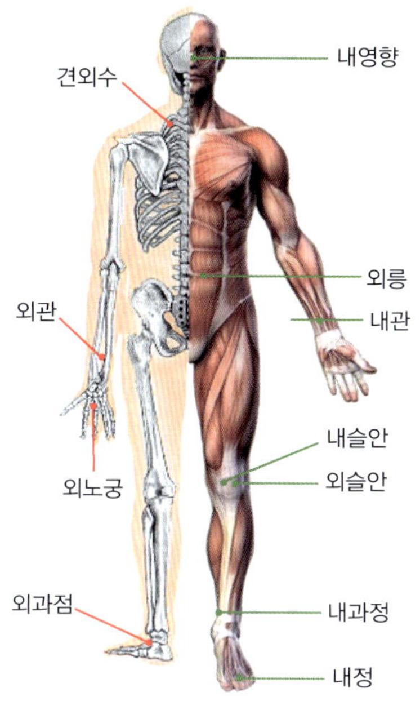

거, 돌자혈

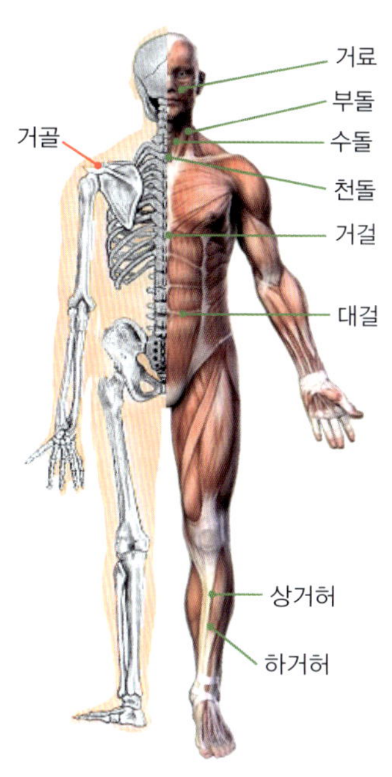

소, 소자혈

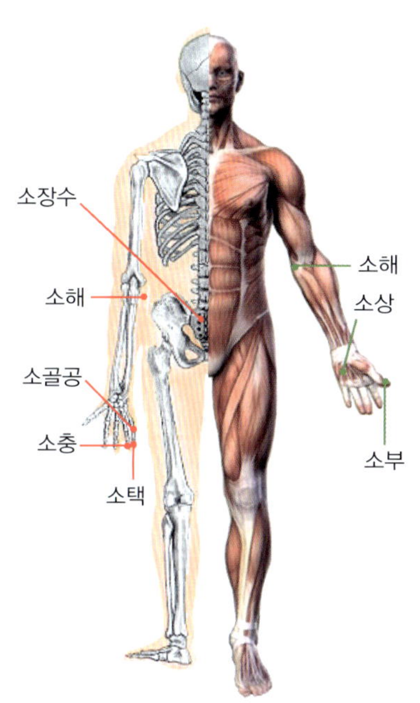

태, 대자혈

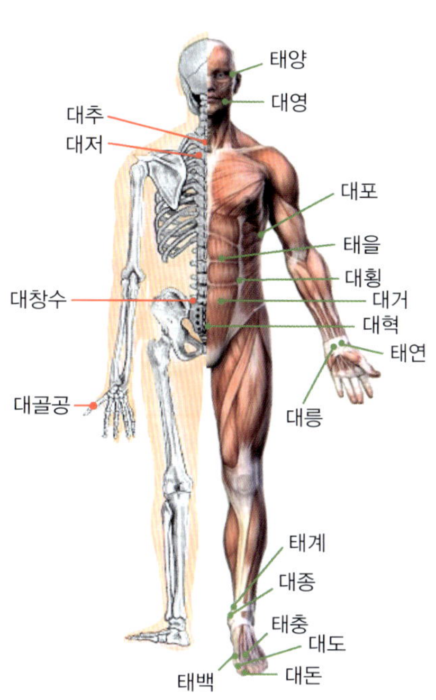

인체의 경혈(4)

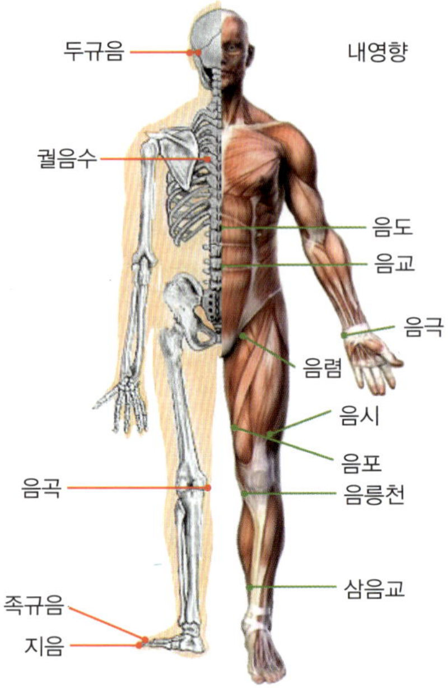

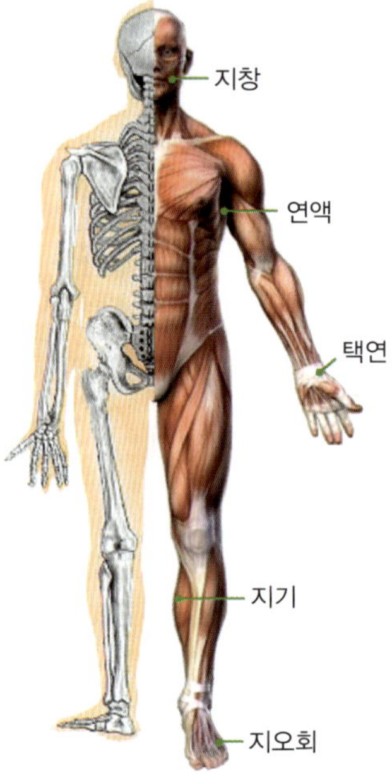

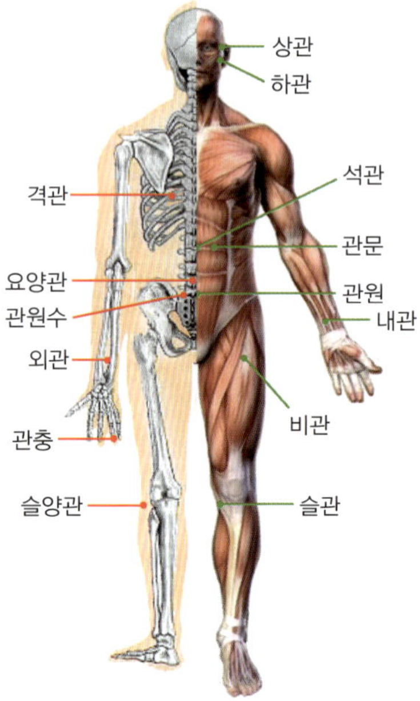

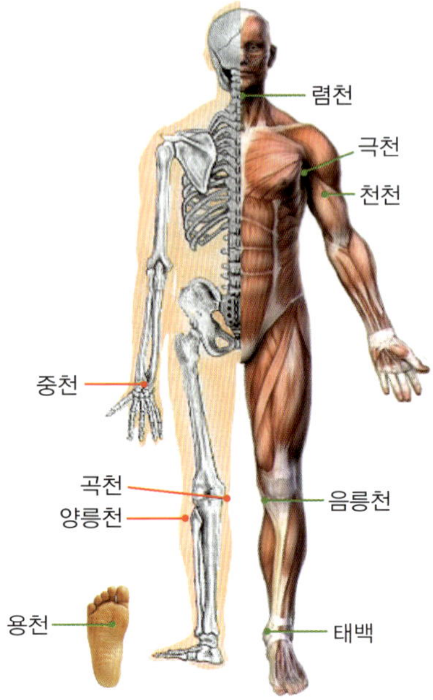

인체의 경혈(5)

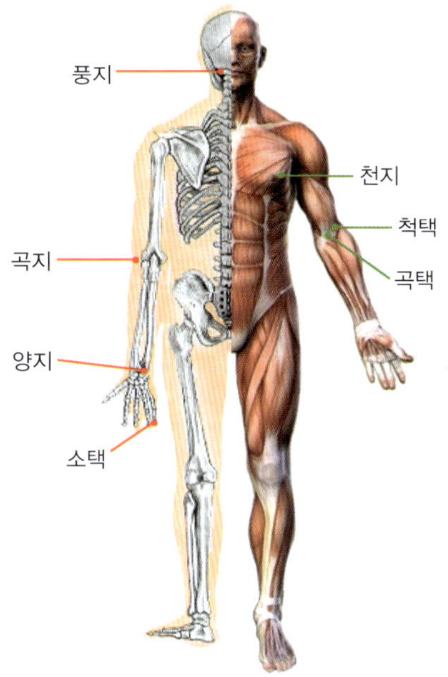

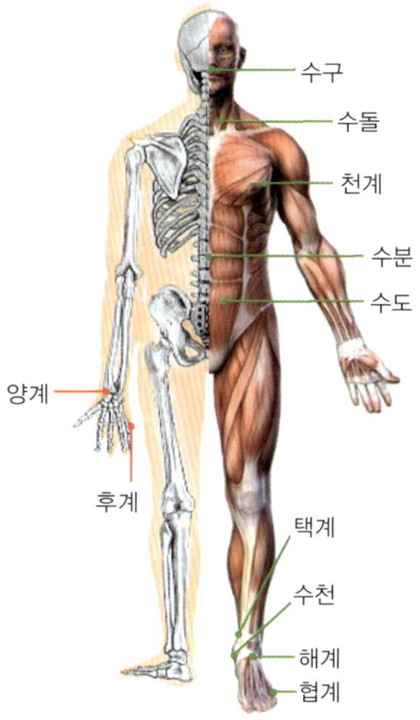

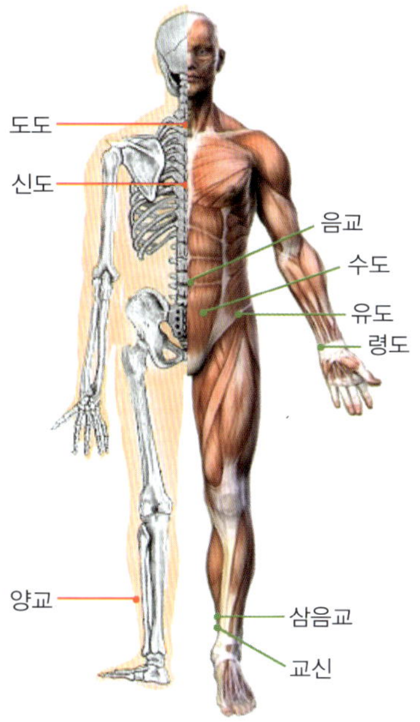

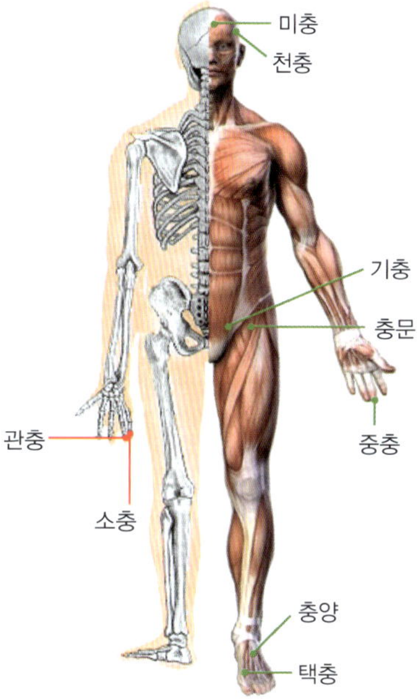

인체의 경혈(6)

구, 릉자혈

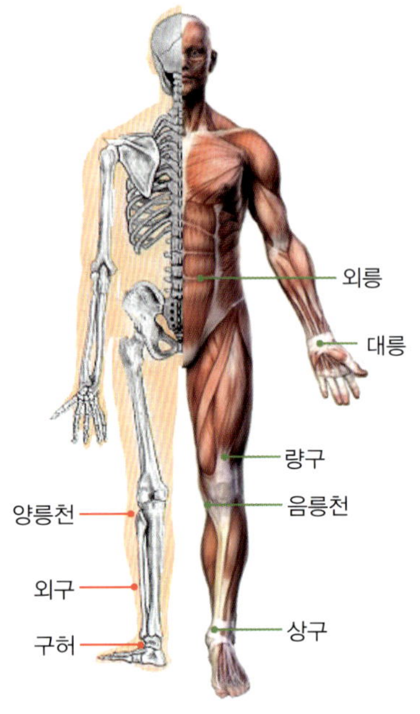

곡자혈

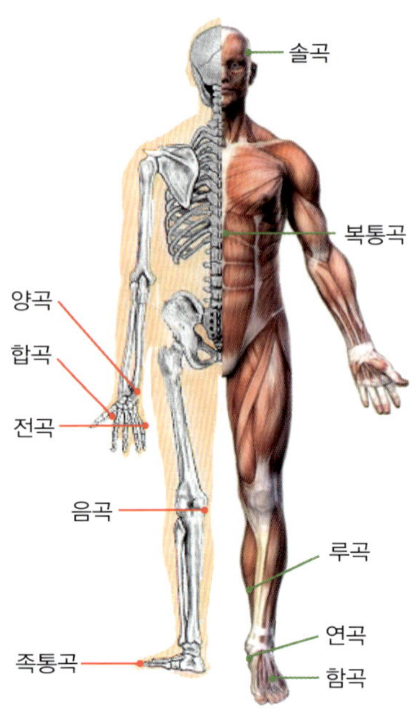

동물자혈

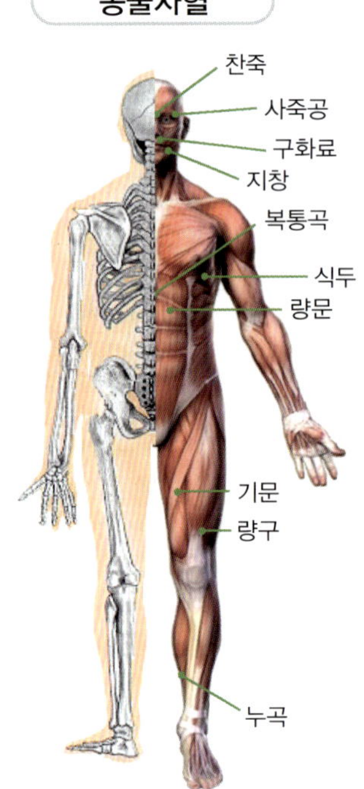

문자혈

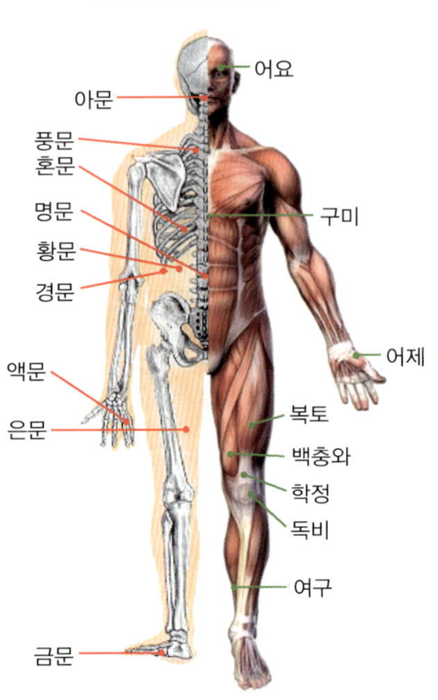

인체의 경혈(7)

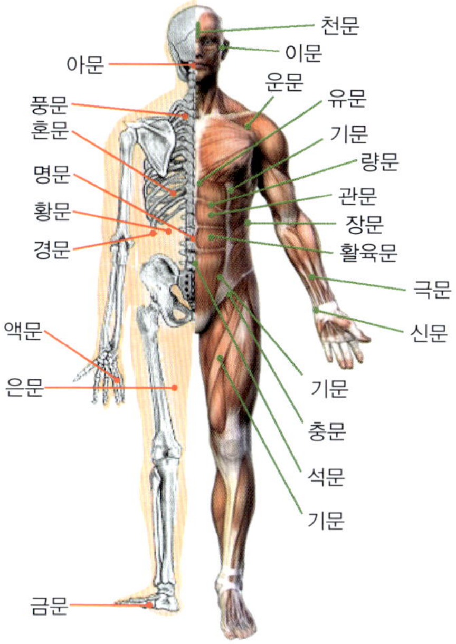

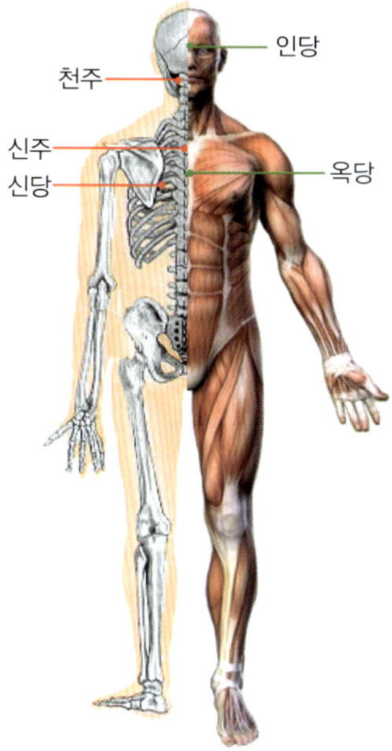

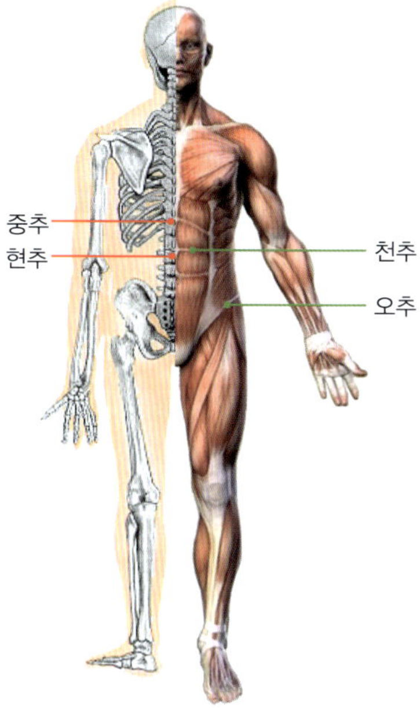

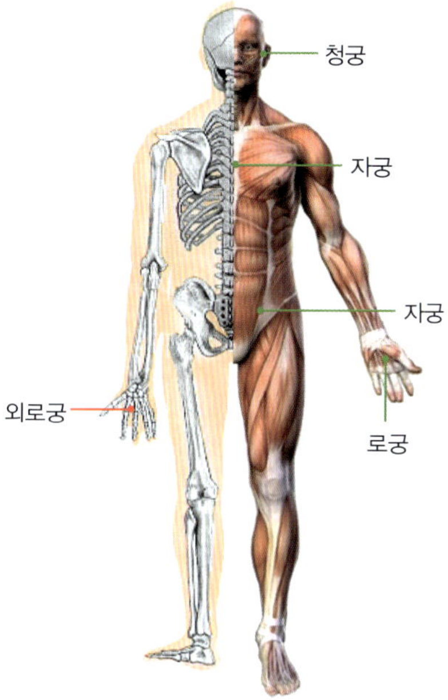

인체의 경혈(8)

부자혈

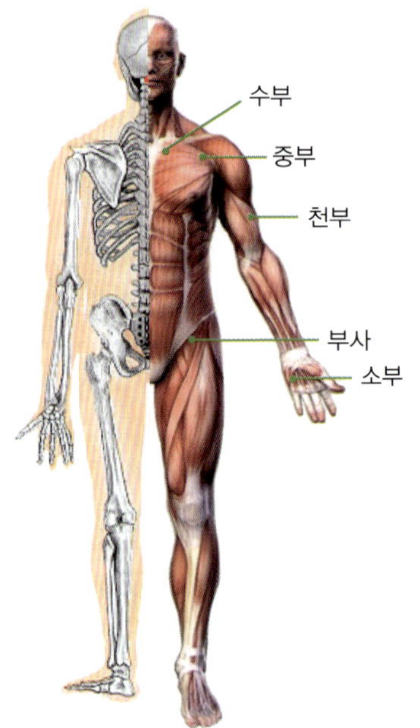

곡자혈

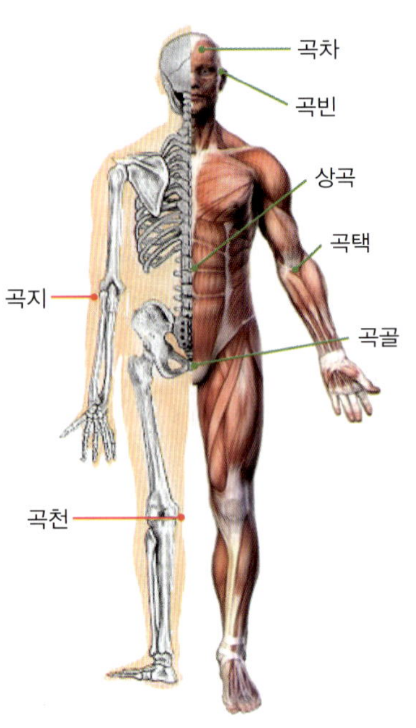

승자혈

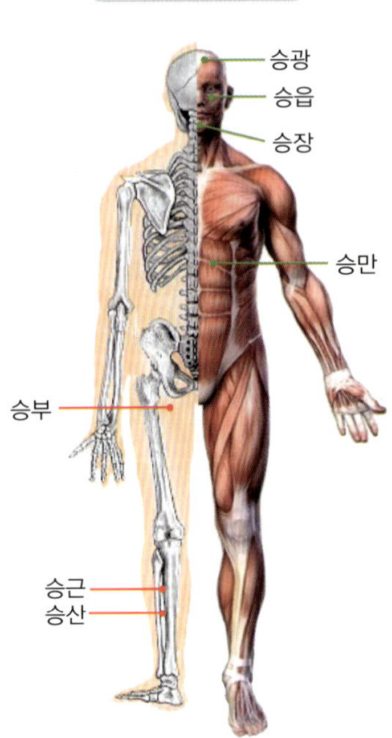

현자혈

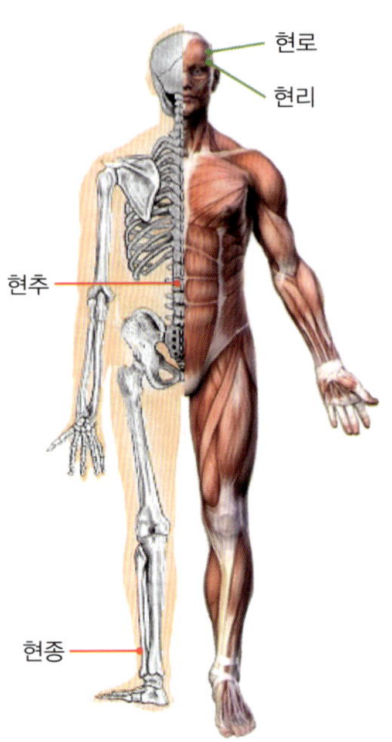

인체의 경혈(9)

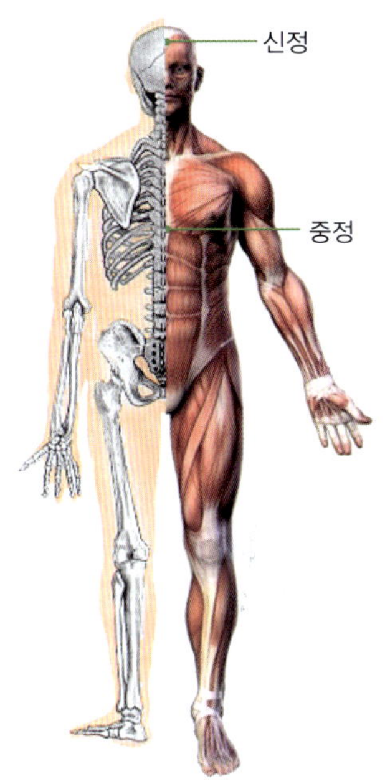

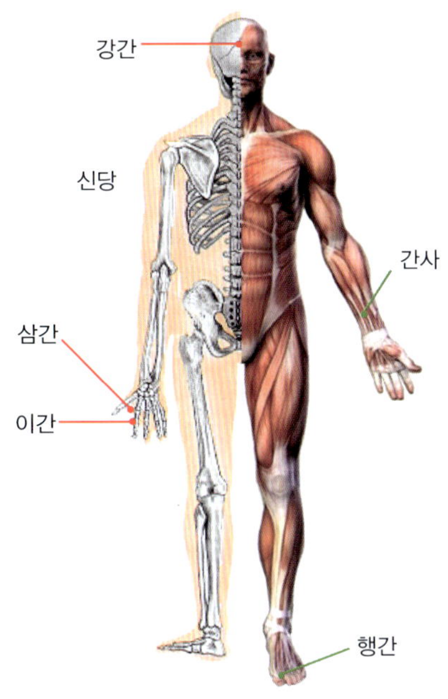

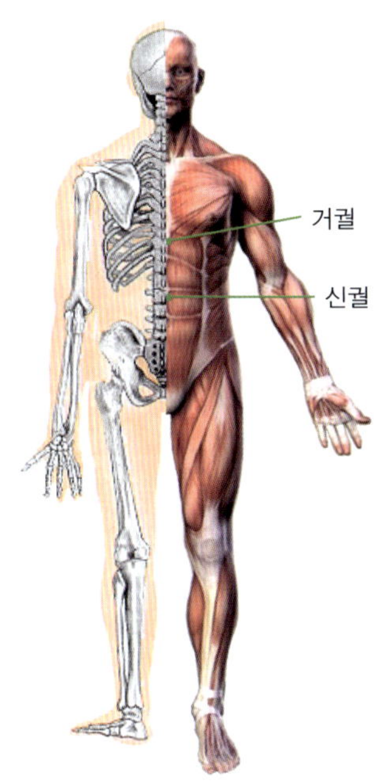

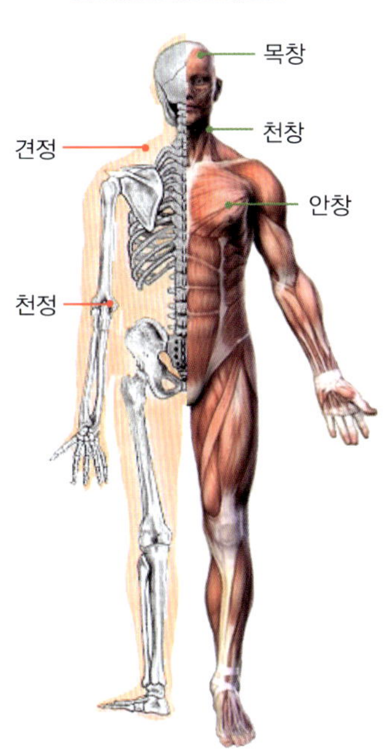

인체의 경혈(10)

회자혈

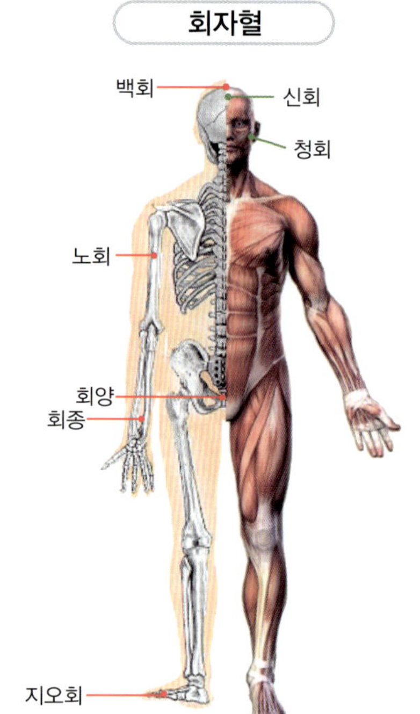

견, 요자혈

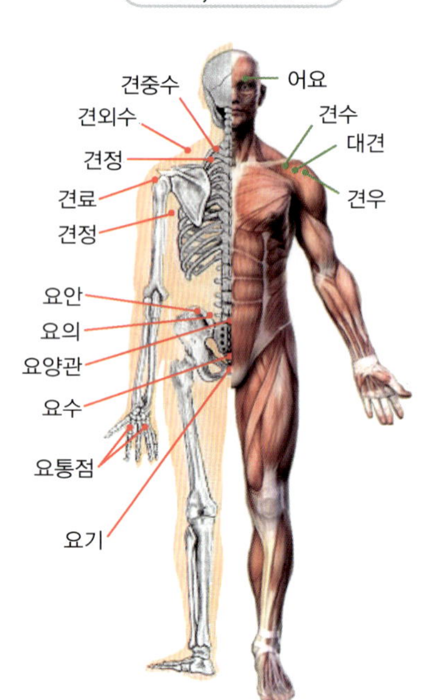

읍, 영자혈

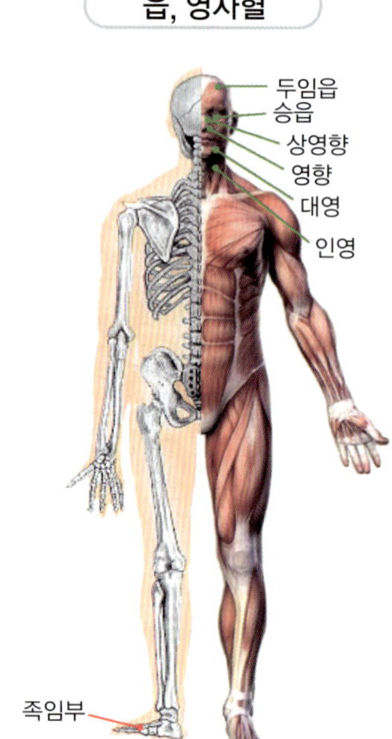

맥자혈

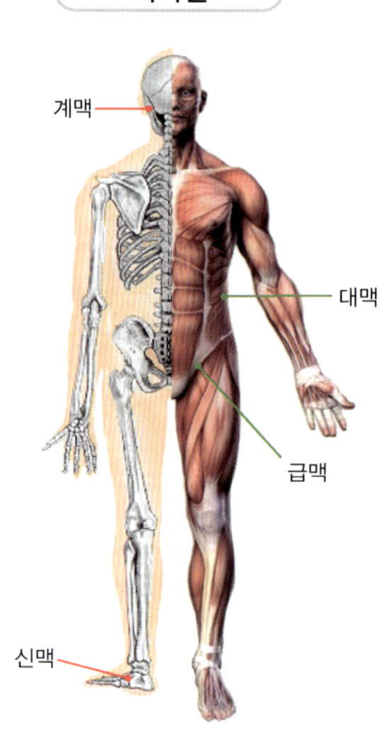

인체의 경혈(11)

령자혈

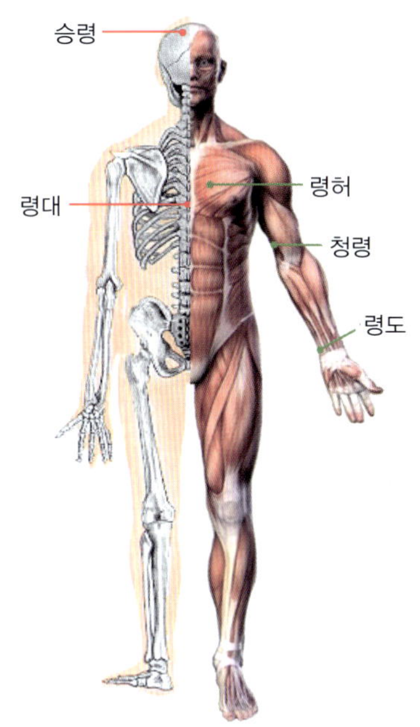

상, 석자혈

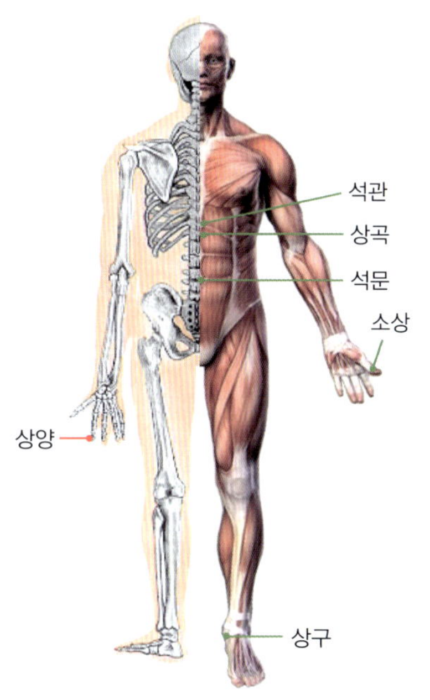

백자혈

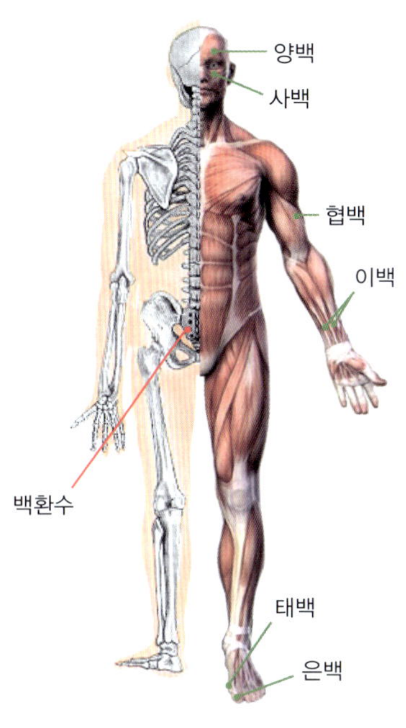

신자혈

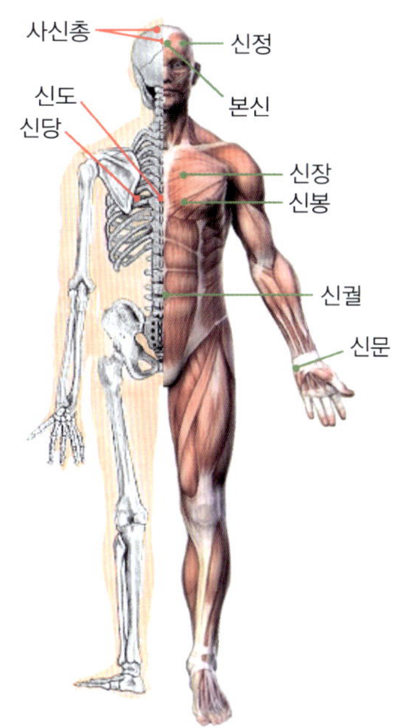

인체의 경혈(12)

유자혈
견중수
폐수
노수
견외수
궐음수
심수
독수
격수
완하수
간수
담수
비수
위수
선수
수부
견수
삼초수
시해수
하극수
대장수
황수
관원수
소장수
중려수
방광수
요수
백환수

골자혈
완골
숨골
거골
곡골
횡골
완골
관골
경골
속골

료자혈
소료
동자료
이화료
권료
거료
구화료
천료
견료
주료
팔료
상료
차료
중료
하료

숫자혈
사신총
오처
사백
삼초수
열일곱추
팔료
사만
오추
이백
사봉
사독
삼양락
팔사
삼간
이간
십선
박충와
삼음교
팔풍

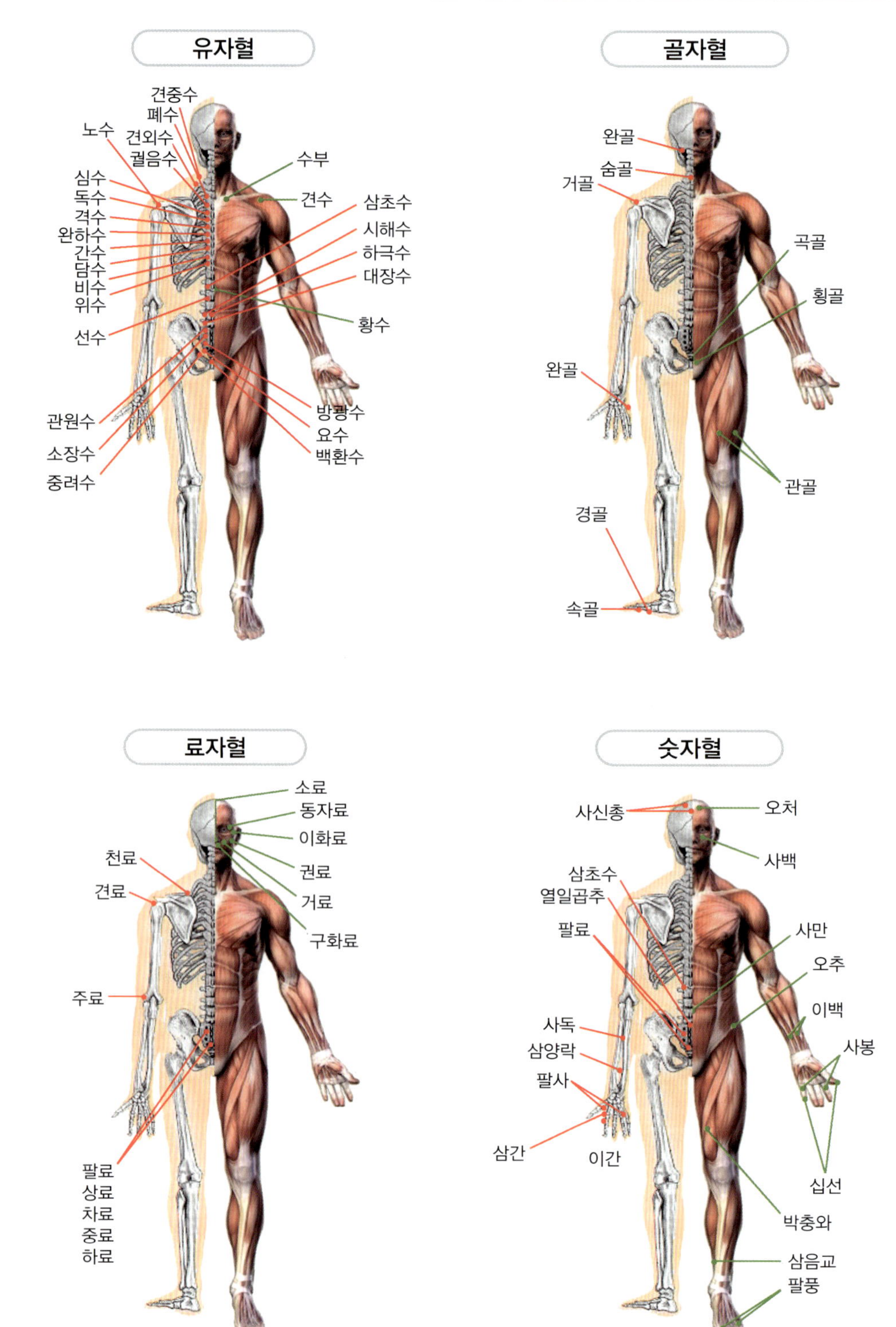

인체의 경혈(13)

오수정혈
신정
소택
소상
소충
상양
관충
중충
족규음
지음
용천
오수형혈
전곡
소부
어제
이간
로궁
액문
연곡
대도
협계
행간
족통보
내정
오수수혈
신문
후계
택연
삼간
중저
대릉
태계
족임읍
태충
족임읍
함곡
태백
오수경혈
간사
지구
경거
양계
령도
양곡
부류
중봉
양보
해계
쿤룬
상구

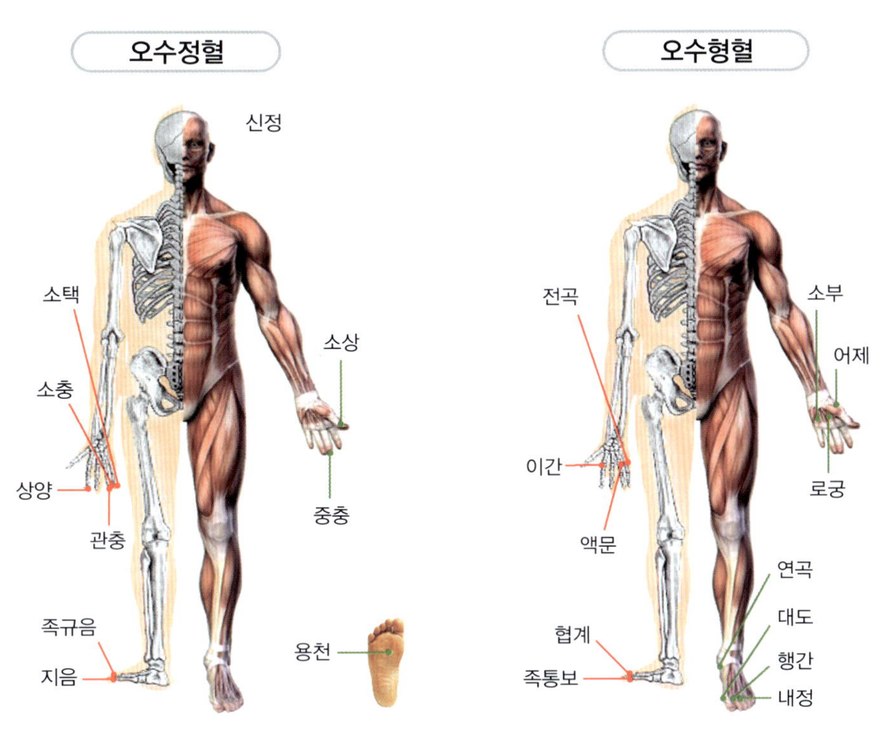

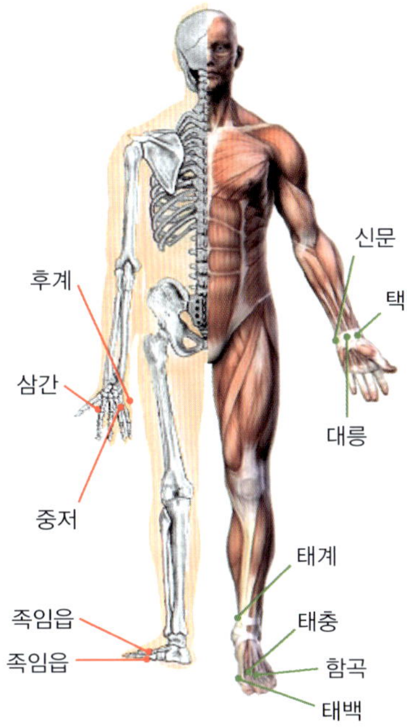

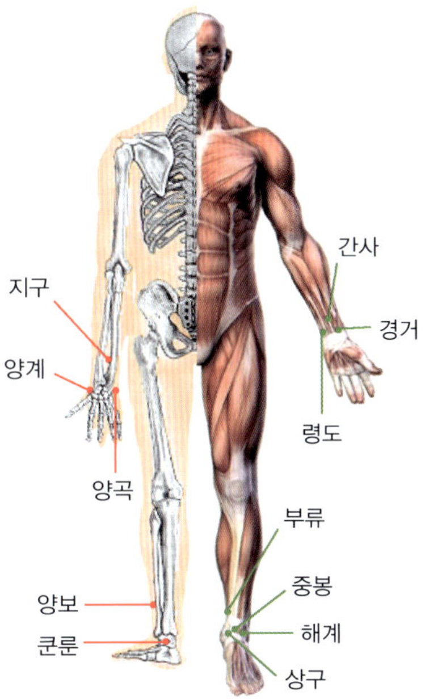

인체의 경혈(14)

합혈, 하합혈

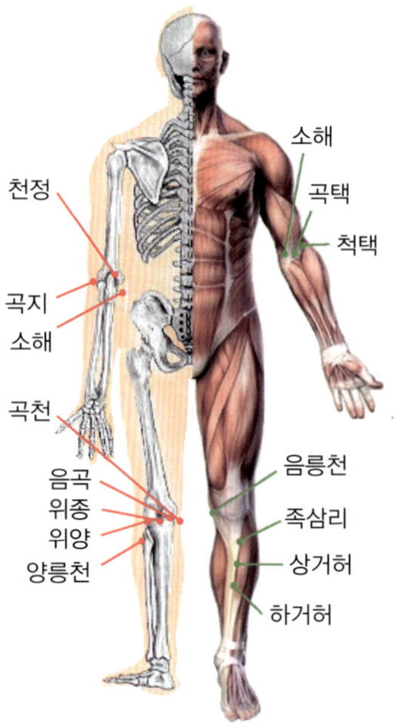

원혈

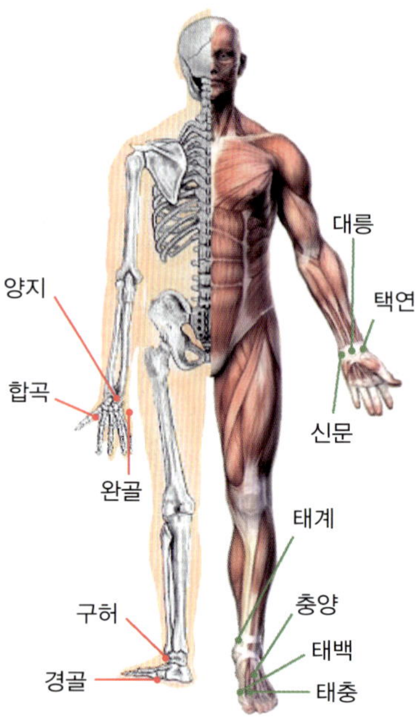

팔회혈

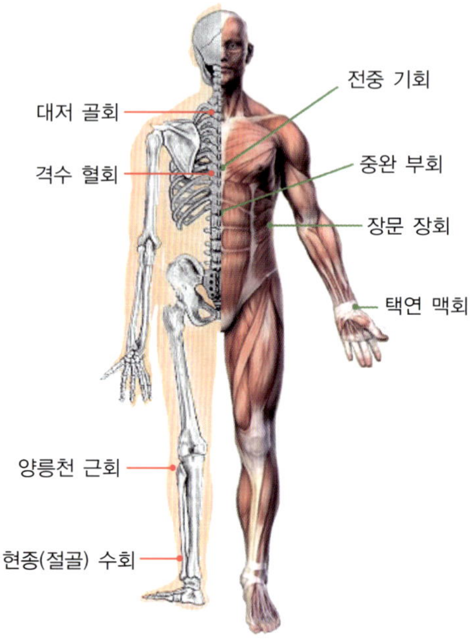

맥자혈

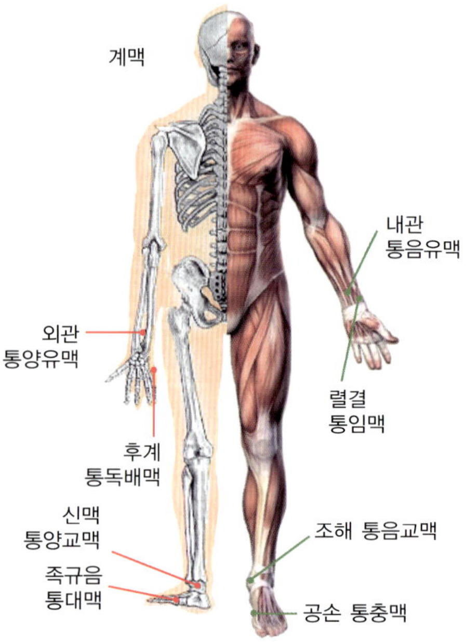

인체의 경혈(15)

락혈
구미
(허리)
대포
내관
지정
렬결
편력
외관
통리
장강
풍륭
비양
려구
광명
대종
공손
극혈
공최
극문
음극
회종
온류
량구
양로
지기
중도
양교
축빈
외구
교신
부양
수천
금문
모혈
중부
전중
거궐
기문
일월
경문
중완
장문
천추
석문
관원
중극
배수혈
폐수
궐음수
심수
간수
담수
비수
위수
삼초수
신수
대장수
방광수
소장수

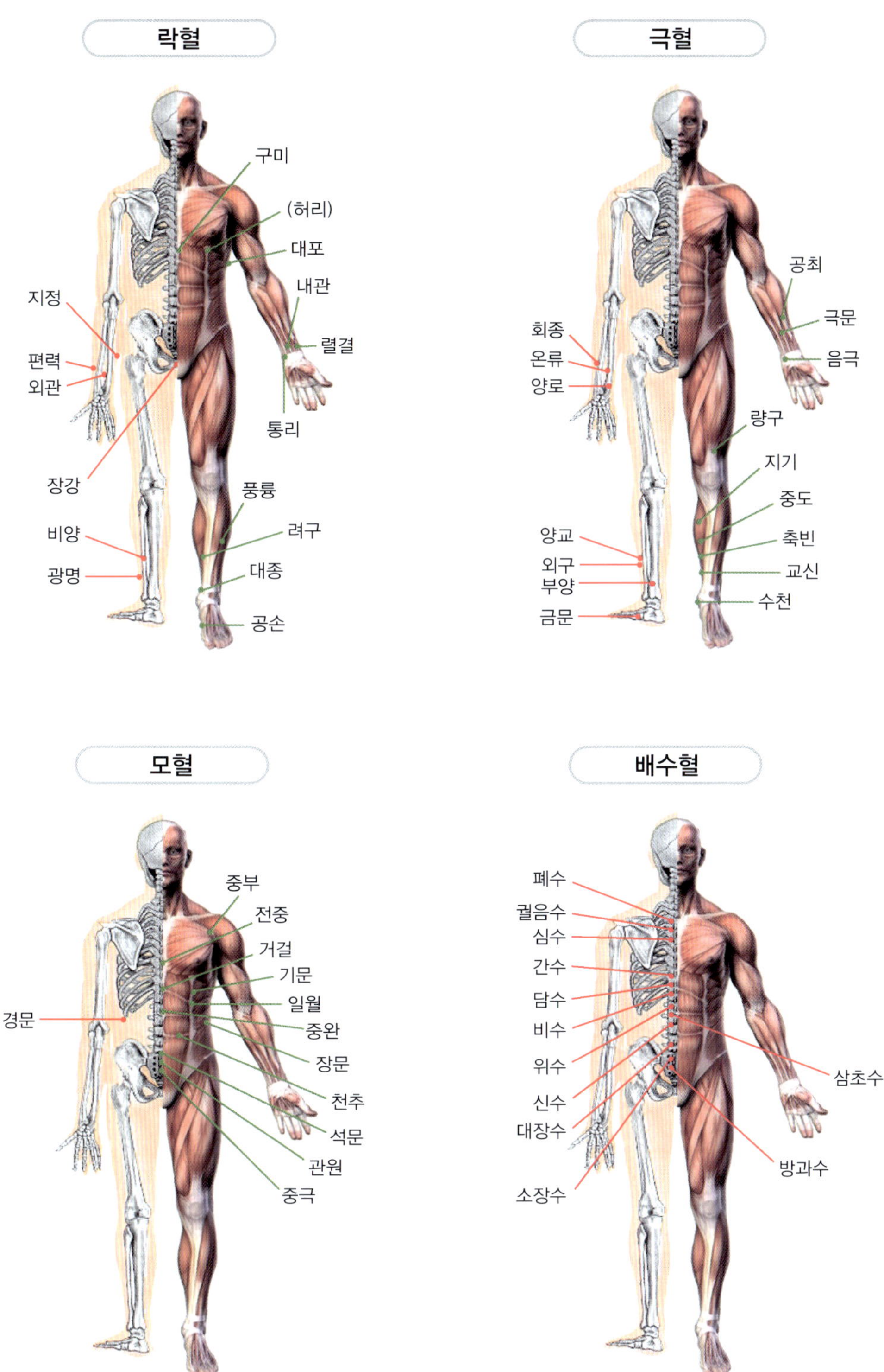

마사지의 연구 영역

- 인체조직에 대한 물리적 영향
- 마사지가 피로회복에 미치는 영향
- 마사지가 경기력 향상에 미치는 영향
- 마사지가 운동 상해 예방에 미치는 영향
- 마사지가 유연성 증가에 미치는 영향
- 마사지가 림프액의 활동, 물질대사,
  중추신경계, 감각 기관에 미치는 영향
- 마사지가 기능항진에 미치는 영향
- 마사지가 면역기능에 미치는 영향
- 마사지와 근육, 뼈, 림프, 소화, 호흡,
  사고 등의 신경지배 매커니즘 연구
- 마사지와 내장 수용기에 관한 연구
- 마사지가 신심안정에 미치는 영향
- 마사지가 직무기록에 미치는 영향
- 마사지가 노화지연에 미치는 영향 등

Section
1

생활미용마사지의
기초지식

1. 생활미용마사지란?

생활미용마사지는 전통 안마기법에서 유래하였는데 독특한 안마 형식과 체형의 아름다움을 목적으로 한 기법이 발달하면서 생활미용마사지로 발전하였다. 생활미용마사지는 기법이 간단하여 배우기 쉽고 실용성이 높아 질병 예방과 미용을 겸한 기법이라고 할 수 있다.

생활미용마사지의 시술 부위는 인체의 안면(얼굴), 몸통(흉부, 복부, 골반, 대둔부), 사지(팔, 다리, 손, 발)와 관절에 있는데 양손을 번갈아가면서 부드럽고 천천히 체위에 따라 시술한다.

생활미용마사지의 주요기법은 주로 지두(指頭) 등을 이용하여 두드리거나 (명타법, 세타법, 절타법, 고타법, 박타법, 합타법 등), 밀고 당기거나(견인법, 신진법 등), 내리누르거나(압박법, 압심법 등) 하는 것인데 이러한 기법으로 근육의 뭉침을 해소하고 관절을 유연하게 만드는 목적에 이를 수 있다. 생활미용마사지는 체형을 아름답게 만들고 피로를 해소하고 혈액순환을 원활하게 하여 질병을 예방하는데 탁월한 효과가 있다.

여러 다양한 마사지가 우후죽순처럼 생겨나고 있지만 생활미용마사지는 누구나 생활 속에서 활용할 수 있도록 배우기도 쉽고 시술하기도 편리해 시간이 갈수록 많은 사람들의 사랑과 관심을 불러일으키고 있다.

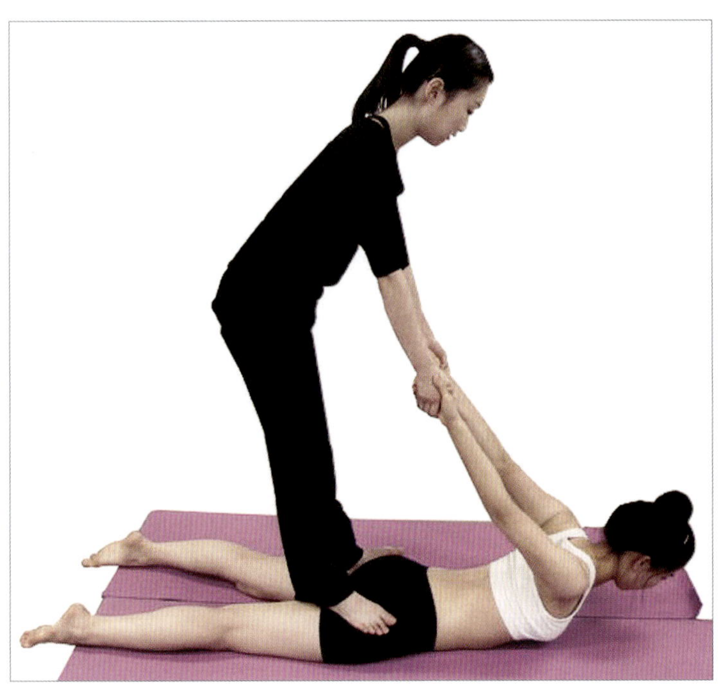

2. 생활미용마사지 효과

1 장기기능 조절작용

　생활미용마사지는 장기의 기능을 조절하여 피부를 탄력 있고 매끄럽게 하고 체형을 아름답게 만들어주는 효과가 있다. 압족법, 압요법 및 척추를 밟는 기법은 혈액순환을 촉진하고 관장동맥의 혈액 공급을 증가하고 위장의 유동을 촉진함으로써 내장기관의 기능을 조절해준다. 적당한 자극을 주면 긴장되었거나 경직된 근육이 충분히 이완되면서 근육의 긴장을 풀어주고 통증을 없앨 수 있다. 또한 생활미용마사지는 내장과 근육의 음양을 조절하고 혈행에 도움을 주어 혈액순환을 촉진시킨다.

2 보건효과

　생활미용마사지는 피로를 해소하고 체력을 회복하고 혈액순환을 개선하여 인체의 면역력과 저항력을 증강시켜주는 효과가 있다. 생활미용마사지를 자주 받으면 혈관이 확장되면서 혈액순환이 원활해지고 심장의 부담이 줄어들며 호흡이 깊어지고 혈압이 정상을 되찾는 효과를 얻을 수 있다. 뿐만 아니라 생활미용마사지는 림프액의 유동을 가속화하여 림프의 형성과 순환을 촉진하며 수종 및 삼출물의 흡수를 촉진하게 되어 면역력을 향상하고 세균과 바이러스의 침입을 막아준다, 또한 근육위축을 방지하고 근육의 탄성을 강화하는 효과가 있다.

3 미용효과

　생활미용마사지는 모세혈관을 확장시켜 피지선, 땀샘의 분비를 돕기 때문에 얼굴의 색소침체와 여드름을 없애준다. 또한 마사지를 하면 피부가 맑고 깨끗해지며, 탄력이 있고 광택이 나고 주름을 개선하는 효과를 누릴 수 있다.

4 체질을 증강하고 병을 예방하고 치료할 수 있다.

현대인에게서 나타나는 생활습관병 (피로, 불면증, 스트레스, 비만, 고혈압, 당뇨, 순환기 질환)은 미용마사지를 통해 얼마든지 개선하고 예방할 수 있다. 특히 생활미용마사지는 심기근의 소모를 줄여 심혈관 기능을 높일 수 있고 콜레스테롤의 축적을 막아주고 당뇨병, 비만증, 고혈압, 동맥경화, 심혈관 질환을 막는 효과가 있다.

5 관절을 유연하게 하고 유착을 풀어준다

생활미용마사지는 두드리고(타법) 쓰다듬고(경찰법)주무르고(유념법) 늘리고(신진법) 밟고(족심법) 흔드는(진동법) 독특한 기법 등을 사용한다. 그 기법이 근육과 관절 등의 부위에 작용하면서 혈액순환을 가속화하고 몸에 영양을 제공해주고 관절의 활동력을 향상시킨다. 특히 근육의 유착을 풀어주어 여성뿐만 아니라 노인들에게도 필요한 마사지이다.

6 피로를 해소하고 심신을 유쾌하게 한다.

생활미용마사지는 주로 관절과 피부를 대상으로 시술한다. 때문에 더 효과적이고 더 직접적으로 신체의 피로를 해소시켜 주고 심신을 상쾌하게 해준다.

3. 생활미용마사지 주의사항

생활미용마사지는 비교적 편안하고 안전하기 때문에 피시술자도 보통 불쾌감을 느끼지는 않는다. 하지만 아래의 경우에는 주의해야 한다.

1. 노약자, 임산부, 전염병 환자, 심혈관 질환이 있는 사람, 정신질환이 있는 사람이나 숙취자는 마사지를 금해야 한다.
2. 피시술자는 심신이 편안하고 상쾌한 상태에서 시술을 받아야 한다. 또한 조용한 주위환경에서 시술받아야 한다.
3. 피시술자는 마사지 전용 가운을 입고 시술받는다. 얼굴을 마사지할 때 윤활제를 사용하여 피부손상을 방지해야 한다.
4. 배고프거나 과식한 상태에서는 시술받지 말아야 한다. 근육을 최대한 느슨하게 풀어주어야 하며 호흡이 막히는 일이 없어야 한다.
5. 시술자는 사전에 손톱을 잘 손질해야 하며 반지, 목걸이, 손목시계 등은 착용하지 말아야 한다.
6. 시술자는 피시술자의 체질, 연령차, 성별차에 따라 적절한 기법을 선택하여 시술해야 한다.
7. 등을 시술할 때는 피시술자와 호흡을 잘 맞추어서 동작이 연관되고 부드럽고 자연스럽게 해야 한다.
8. 마사지는 온도와 습도가 적당하고 통풍이 잘되는 장소에서 시술해야 한다. 지나치게 춥거나 더운 장소는 적합하지 않다.
9. 손을 청결하게 유지하고 손의 온도도 적합하게 해야 한다.
10. 체온이 37도 이상 일때는 마사지를 삼가는 것이 좋다.
11. 연좌, 타박 등의 부상을 입은 직후, 특히 외상이 있을 때는 응급처치를 실시한다.
12. 극도로 피로하면 먼저 충분히 휴식이나 수면을 취한 다음 마사지를 받는 것이 효과적이다.

4. 마사지 장소 및 준비물

<table>
<tr><td>

마사지 장소

- 습도, 온도가 적당히 유지되는 곳
- 청결한 장소
- 소음이 없는 곳
- 환기가 잘되는 곳
- 복잡하지 않은 곳
- 마음을 편안하게 하는 분위기를 갖춘 곳

</td><td>

마사지 준비물

- 구급용품
- 파우더 및 마사지 오일
- 시트, 타올, 모포
- 상담카드
- 마사지 관련 자료
- 세면도구
- 전신거울
- 냉찜질, 온찜질 도구 등

</td></tr>
</table>

■ 생활미용마사지의 금기사항

- **부상 직후** – 부상 직후는 붓기와 염증을 악화시킬 우려가 있기 때문에 마사지 시술을 금한다.
- **열이 있다** – 마사지에 의해 열이 더 높아질 우려가 있다.
- **강한 통증이 있는 관절** – 아직 염증을 일으킬 가능성이 있기 때문에 마사지를 행하지 않는다.
- **음주** – 음주는 혈관을 팽창시키기 때문에 마사지의 자극으로 장해 부위를 악화시킬 수 있다.
- **식후 1시간 이내** – 식후에는 마사지를 실행하지 않는다. 완전히 소화된 후 마사지를 받는 것이 효과적이다.
- **샤워 직후** – 샤워 직후에는 가급적 마사지를 피한다. 피부가 안정된 후에 마사지를 실행하는 것이 효과적이다.
- **기타** – 의사로부터 마사지 중단 지시를 받았을 경우나 임신이나 월경기간, 피부질환, 혈관병, 궤양, 중증의 내장질환이 있는 경우는 마사지를 삼가한다.

5. 마사지 절차

상담
상담 카드
신체의
건강상태
체크
접수
• 식습관
• 생활습관
• 운동습관
• 병력 등
신체 상태 점검
• 문진
• 시진
• 검진
마사지 시술부위
결정
• Feed back
시술 실시
효과 점검

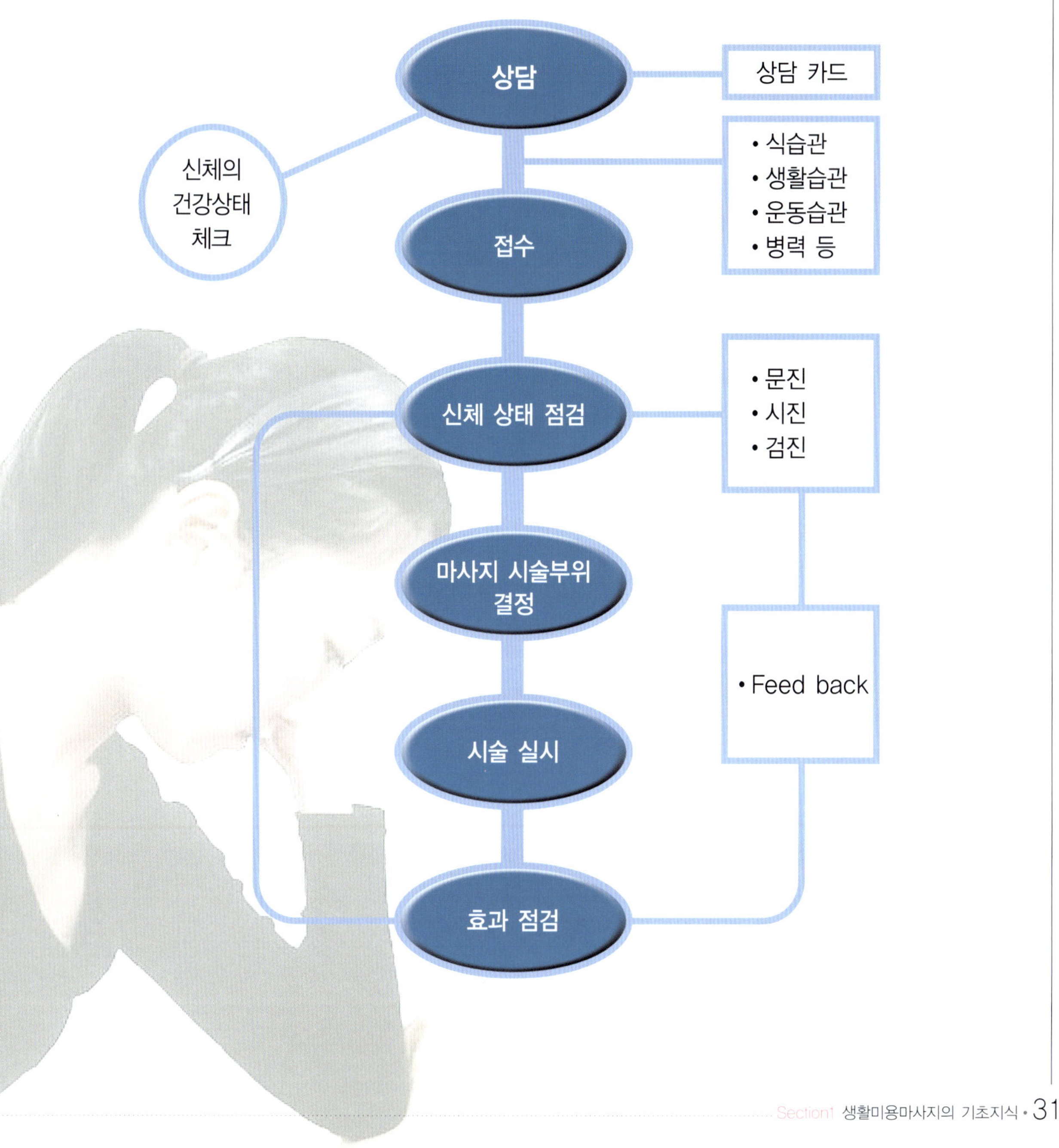

6. 마사지 용어

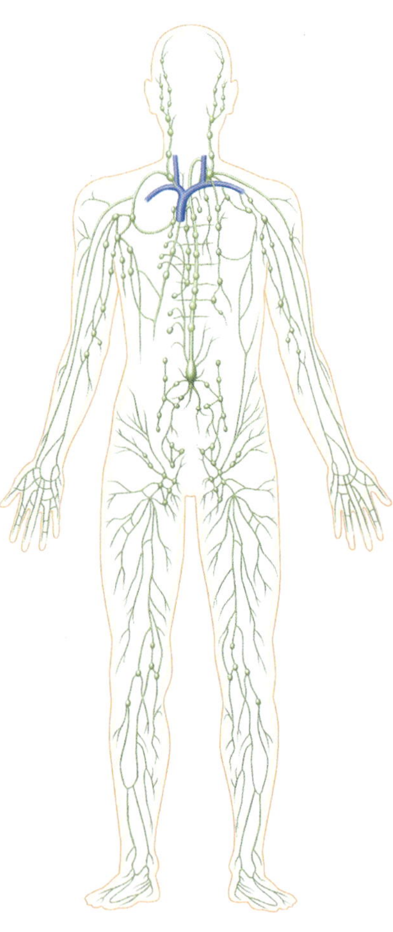

1. 인체의 위치

내측(Medial)	정중면에서 보다 가까운 쪽
외측(Lateral)	정중면에서 보다 먼 쪽
전(Anterior)	인체 앞면에서 보다 가까운 쪽
후(Posterior)	인체 뒷면에서 보다 가까운 쪽
상(Superior)	머리에서 보다 가까운 쪽
하(inferior)	발에서 보다 가까운 쪽
근위(Proximal)	구간부에서 보다 가까운 쪽
원위(Distal)	구간부에서 보다 먼 쪽
내측(Inside)	속이 빈 기관의 속쪽
외측(Outside)	속이 빈 기관의 겉쪽
장측(Palmo)	손바닥 쪽
저측(Sole)	발바닥 쪽
배측(Dorsal)	손등 또는 발등 쪽

2. 인체의 관절

굴곡	각을 이루며 굽히는 동작으로 관절의 각도가 줄어든다.
신전	굴곡의 반대운동으로 관절 각도가 커지는 동작이며, 완전 신전은 180°에 가깝다.
내전	정중면으로 가까이 오는 운동
외전	정중면에서 신체의 일부분을 멀리하는 운동
회선	굴곡, 신전, 내전, 외전의 기본동작 연속 운동
회전	장축(Long Axis)을 축으로 도는 운동
회내	손등이 안쪽으로 향하게 하는 운동

회외	손바닥이 안쪽으로 향하게 하는 운동
하제	아래로 내리는 운동
거상	위로 올리는 운동
전인	앞으로 내리는 운동
후인	뒤로 끄는 운동
내번	발 뒤꿈치의 발바닥이 안쪽을 향하게 하는 운동
외번	발 뒤꿈치의 발바닥이 바깥쪽을 향하게 하는 운동

3. 인체의 주요 계통

골 격 계	인체의 지주로서 움직임의 근간을 이루며 206개의 골격으로 구성됨
관 절 계	골격의 연결을 통해서 인체 움직임의 바탕을 이룸
근 육 계	신체적 활동 시 수축을 통해 움직임이 가능하도록 해주는 운동기의 역할을 수행함
순 환 계	심장, 혈액 등으로 구성되어 인체 각 조직이 필요로 하는 영양소 및 산소 등과 같은 주요 물질을 운반해주는 역할을 담당함
신 경 계	외부로부터 자극을 받아들이거나 움직임의 명령을 내리고 전달하는 기능을 수행하며 중추신경계, 말초신경계, 자율신경계 등으로 구분함
감 각 계	신경계통의 일부로 간주되기도 하지만 주로 시각, 청각, 후각, 촉각 등을 담당하는 촉수 감각기로 구성됨
피 부 계	인체의 외피를 형성하는 부위로서 외부로부터 인체를 보호하는 기능을 수행함
호 흡 계	인체에서 필요로 하는 산소를 흡입하고 이산화탄소를 배출하는 기능을 수행함
소 화 계	영양소의 공급을 위해서 음식물을 분배, 섭취하는 기능을 수행함
비뇨기계	수분 배수를 통해 인체 내의 수분, 전해질 등의 유지 기능을 담당함
생식기계	본능적인 생식기능을 담당함
내분기계	신체향상성 유지의 핵심적인 역할을 담당하는 호르몬을 분비하는 역할을 구성함

7. 마사지 기법의 종류

명타법	손가락을 편 상태에서 힘을 최대한 빼고 시술하려는 부위의 근육을 빠른 속도로 자극하는 방법인데 안면마사지에 효과적이다.
경찰법	일반적으로 근육을 가볍게 쓰다듬는 방법인데, 이 방법은 불안이나 흥분상태일 때 진정 효과가 있고 긴장과 근육을 이완시켜주는 효과가 크다.
강찰법	근육을 강하게 문지르는 방법인데 이 방법을 실시할 때는 체중의 균형과 각도를 적절히 변형하여 실시하는 것이 효율적이다. 이 방법은 혈액순환 조직에 큰 효과가 있다.
유념법	근육을 짜내듯 주무르는 방법인데 이 방법은 유착된 피부를 원만하게 풀어주며 심부조직의 유착으로부터 반흔을 없애며 관절부분의 삼출액 흡수를 도와준다.
진동법	근육 부분을 흔들어 진동시키는 방법인데 이 방법은 관련 근육 부위의 밸런스를 조절해주며 진통효과가 있다.
고타법 (타진법)	두드려 자극하는 방법인데 이 방법은 수축된 근육을 이완시켜주는 효과가 있다.
압박법	근육에 압력을 가하여 누르는 방법인데 이 방법은 수축된 근육조직을 신장하고 유착된 근육조직을 풀어주며 진정효과도 있다.
신전법	근육을 관절의 최대 가동범위 안에서 이완시키는 방법이며 근신운동을 병행하면 효과가 더 크다. 이 방법은 혈액순환과 순환기 계통에 큰 효과를 준다.
견인법	근육을 당겨 늘려주는 방법인데 이 방법은 심하게 수축된 부위를 이완시켜주는 데 효과적이다.

즉심법	발바닥이나 족첨을 이용하여 진동을 주거나 압박을 가하는 방법인데 이 방법은 심부 깊숙이 자극을 주거나 지방이 많은 부위를 실시할 때 효과적이다.
절타법	근육을 소지와 소지구를 이용하여 두드리는 방법인데 이 방법은 관련 근육 부위의 진동효과와 피로를 풀어주는 데 효과적이다.
박타법	모지를 제외한 네 손가락과 수근, 모지구, 소지구를 이용하여 해당 근육 부위를 두드리는 방법인데 흉부와 복부의 피로를 효과적으로 풀어준다.
수배경찰법	수배를 이용하여 가볍게 누르거나 쓰다듬는 방법인데 대퇴부나 상환부의 피로를 푸는 데 효과적이다.
지두경찰법	지두(指頭)를 이용하여 근육의 결을 문지르는 방법인데 진정효과가 크다. 주로 수장이나 지두, 지첨을 이용하여 시술 부분을 가볍게 자극하며 왕복하는 방법이다.
대한강찰법	4지첨을 이용하여 손등부나 발등부의 뼈 사이를 강하게 누르며 상하왕복하는 방법인데 손근육에 많이 이용하는 방법이다.
이중 환상유념법	두 손을 이용하여 한 쪽은 지속적으로 눌러주고 한 쪽은 주변 근육을 누르는 방법으로 복부나 늑골 부위에 많이 적용된다.
윤상유념법	시술하고자 하는 부위의 각도를 정상 위치보다 높거나 낮게 하여 다양한 각도에서 시술하는 방법이다.
원형강찰법	지두나 지첨을 이용하여 시술하려는 부위를 회전시키며 누르는 방법이다. 이 방법은 큰 근육에 많이 적용된다.

8. 마사지의 주요기법

1. 마찰 기법

1) 천문 마찰법

- **시술법**: 먼저 양 모지 지복으로 인당(印堂)에서 신정(神庭)까지 밀어주면서 이동하기를 수차례 반복한다. 다음, 눈썹 안쪽에서 바깥쪽으로 여러 번 밀어준다.
- **시술부위 및 효능**: 앞 이마; 머리와 눈을 맑게 하고 막힌 곳을 소통시킨다.

2) 지추법

- **시술법**: 모지(또는 여러 손가락) 지복으로 경락의 순행노선 또는 근육과 평행되는 방향으로 문지른다.
- **시술부위 및 효능**: 머리, 어깨, 등 부위; 어혈을 풀어주고 경락을 소통시켜 원활하게 한다.

3) 수근 마찰법

- **시술법**: 손목을 젖히고 수근으로 가볍게 또는 강하게 밀어주는데 강하게 밀어줄 때는 빨리 시술해야 한다.
- **시술부위 및 효능**: 요배부, 흉부, 사지 등 부위; 어혈을 풀어 근육 뭉침과 통증을 해소하고 관절을 풀어준다.

4) 손바닥 마찰법

- **시술법**: 손목을 펴고 손가락을 약간 벌려 손바닥 전체로 앞이나 좌우로

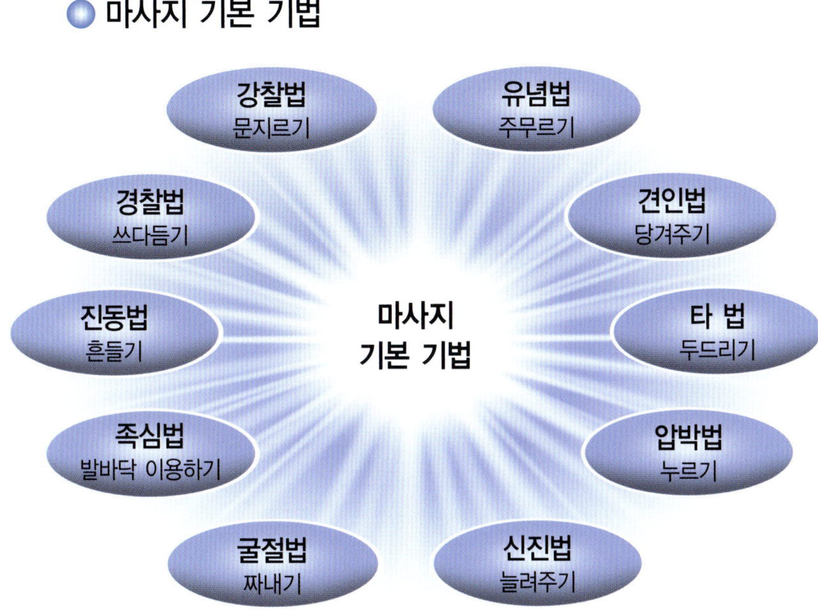

밀어주며 양 손바닥을 번갈아가면서 밀거나 양손을 포개서 밀어준다.
- **시술부위 및 효능** : 요배부, 흉부, 사지 등 부위; 어혈을 풀어주고 근육 뭉침과 통증을 없애
  준다.

5) 요배부 마찰법

- **시술법** : 손바닥을 아래로 향하여 주먹을 쥐고 손가락 가운데 마디와 장근(掌根)으로 밀어
  준다.
- **시술부위 및 효능** : 이 기법은 자극성이 강하다. 주로 요배부 및 사지의 손상, 풍습으로 인
  한 마비증세 등에 쓰인다.

6) 팔꿈치 마찰법

- **시술법** : 팔을 90도로 굽힌 다음 팔꿈치로 근육의 방향에 따라 밀어주는데 강하게, 천천히

시술한다.

- **시술부위 및 효능**: 허리, 대퇴 등 근육이 두꺼운 부위; 허리, 다리 통증에 주로 쓰이는데 노약자는 시술하지 않는다.

7) 유돌혈 마찰법

- **시술법**: 한 손으로는 시술자의 머리를 받쳐 들고 다른 손의 모지 지복을 유돌(乳突)혈에 놓고 쇄골 유돌근으로부터 쇄골까지 밀어준다.
- **시술부위 및 효능**: 고혈압 치료에 쓰인다. 양쪽을 동시에 시술해서는 안되며 번갈아가며 해야 한다.

8) 손가락 마찰법

- **시술법**: 손목을 아래로 약간 굽혀서 이완하고 손가락은 자연스럽게 펴서 시술부위에 놓고 지복으로 원을 그리면서 문지른다.
- **시술부위 및 효능**: 흉부, 늑골 등 부위; 위장운동을 조절한다.

9) 요배부·둔부·복부 마찰법

- **시술법**: 손바닥을 자연스럽게 펴서 장심을 시술부위에 놓고 수근은 팔의 움직임을 따라 리듬 있게 원을 그리면서 문지른다.
- **시술부위 및 효능**: 요배부, 둔부, 복부 등 부위; 붓기를 없애고 위장운동을 조절한다.

10) 손바닥으로 문지르기

- **시술법**: 손바닥을 펴서 장심과 수근으로 시술부위에 원을 그리듯 문지르면서 이동한다.

생활미용마사지 주요 촉진 부위

- **시술부위 및 효능** : 요배부 등 부위; 인체 각 부위의 연조직손상에 효능이 있다.

11) 손등 마찰법

- **시술법** : 양 손등 또는 장측(掌側)을 시술부위에 마주 놓고 서로 반대되는 방향으로 빠르게 비비면서 문지른다.
- **시술부위 및 효능** : 경추 및 사지 등 부위; 근육을 풀어주고 피로를 해소한다.

12) 모지 지복 마찰법

- **시술법** : 양 모지 지복이나 손바닥을 시술부위에 놓고 상하, 좌우로 왕복이동하거나 부채모양으로 이동한다.
- **시술부위 및 효능** : 머리, 목 등 부위; 진정하고 머리와 눈을 맑게 한다.

2. 압박 기법

1) 경견부 압박법

- **시술법**: 손가락을 편 상태에서 손바닥과 90도로 되게 꺾어서 지복으로 경견부의 견정(肩井)혈을 눌러준다.
- **시술부위 및 효능**: 시작이나 마무리 동작에 많이 쓰이며 경련을 해소한다.

2) 지나법

- **시술법**: 손가락을 약간 굽혀서 모지와 다른 손가락 지복으로 시술부위를 주물러준다.
- **시술부위 및 효능**: 목, 어깨 및 사지 등; 경련을 풀어주고 피로를 해소한다.

3) 점압법

- **시술법**: 모지,시지,중지를 한데 모아 시술부위에 놓고 손목을 굽혔다 폈다 하면서 점압한다.
- **시술부위 및 효능**: 막힌 곳을 풀어준다.

4) 팔꿈치 압박법 Ⅰ

- **시술법**: 팔꿈치를 이용하여 시술자가 감당할 수 있을 정도로 점점 강도를 높여서 점압한다.
- **시술부위 및 효능**: 허리, 둔부 및 근육이 두꺼운 부위; 경락을 소통시키고 장기의 기능을 조절하는 효능이 있다.

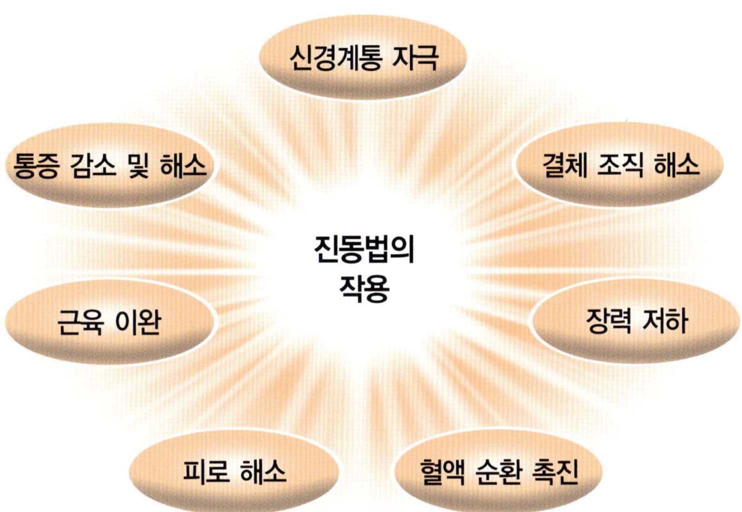

5) 손바닥 압박법

- **시술법**: 팔과 손을 펴서 손바닥에 수직으로 힘을 가하여 시술부위를 누른다. 점점 강도를 높여 시술한다.
- **시술부위 및 효능**: 시술면적이 크고 평평한 부위; 지통과 근육이완 효능이 있다.

6) 팔꿈치 압박법 Ⅱ

- **시술법**: 팔꿈치를 굽혀서 시술부위에 놓고 점점 강도를 높여서 누른다. 깊숙이 자극을 줄 수 있게 시술해야 한다.
- **시술부위 및 효능**: 요배부, 둔부 및 대퇴부; 막힌 곳을 열어주고 근육을 풀어준다.

7) 신전법

- **시술법**: 한 손으로 시술부위를 잡아 고정하고 다른 모지와 다른 손가락 지단 사이에 시술부위를 끼워 넣고 뽑는 동작을 하면서 왔다 갔다 한다.
- **시술부위 및 효능**: 요배부 및 사지; 요배부의 혈액순환을 촉진시킨다.

8) 등 굴절법

- **시술법**: 양손을 주먹 쥔 상태에서 시지 중절로 하전방(下前方)을 따라 누르고 양 모지로 피부를 집어서 들어주면서 앞으로 이동한다.
- **시술부위 및 효능**: 허리부터 척추를 따라 마사지할 때 많이 쓰는 기법이다. 소화불량에 효능이 있다.

9) 회전 마찰법

- **시술법**: 한 손으로는 시술부위를 잡아 고정하고 다른 손 모지와 시지로 시술부위를 빠른 속도로 원을 그리듯이 돌리면서 문지른다.
- **시술부위 및 효능**: 사지 말단 및 피부표면을 마사지할 때 주로 쓰인다; 관절을 바로잡아주고 붓기를 없애주고 지통한다.

10) 팅기기 기법

- **시술법**: 시지와 중지를 약간 굽히고 그 사이에 시술부위를 끼워 넣고 빠른 속도로 미끄러지듯 뽑아주다가 팅겨준다.
- **시술부위 및 효능**: 손가락, 발가락 및 근건 부위; 통증을 완화시켜주고 혈액순환에 효과적이다.

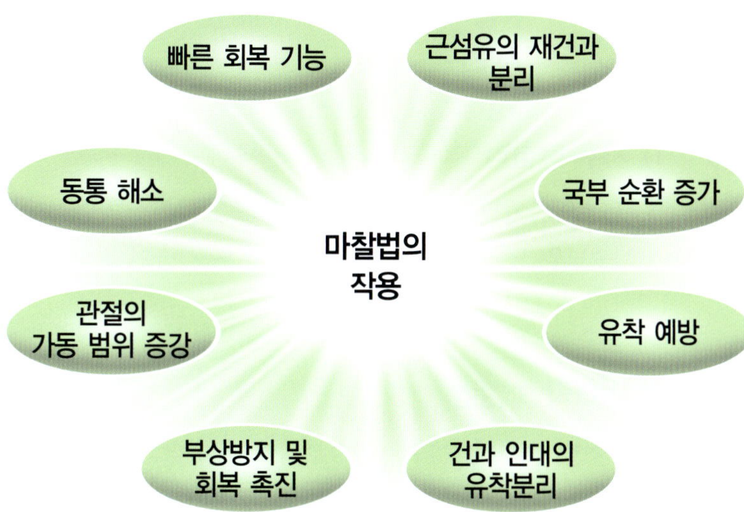

11) 바로잡아주기 기법

- **시술법** : 모지와 다른 손가락 지복을 시술부위의 양측에 놓고 주물러주면서 이동한다.
- **시술부위 및 효능** : 목, 사지 등의 피로해소에 효과적이다.

12) 족심법

- **시술법** : 양손은 링을 잡고 한발이나 두발로 요배부를 밟는다. 피시술자가 감당할 수 있을 정도로 점점 강도를 높여 밟는다.
- **시술부위 및 효능** : 노약자는 이 기법을 피해야 한다; 혈액순환을 촉진하고 경련을 해소한다.

3. 기타 기법

1) 지두 마찰법

- **시술법**: 손가락 지복을 시술부위에 놓고 원을 그리면서 천천히 문지른다.
- **시술부위 및 효능**: 여러 손가락으로도 시술이 가능하며 기혈을 조절하고 붓기를 없애주고 지통한다.

2) 손바닥 마찰법

- **시술법**: 손바닥을 펴서 시술부위에 놓고 팔의 움직임을 따라 크게 회전하면서 문지른다.
- **시술부위 및 효능**: 자극이 크지 않으므로 남녀노소 모두에게 적용할 수 있는 기법이다; 근육을 풀어주고 혈액순환을 촉진하는 효능이 있다.

3) 팔꿈치 마찰법

- **시술법**: 팔꿈치를 시술부위에 놓고 팔의 움직임을 따라 힘을 조절하여 작은 원을 그리면서 문지른다. 깊숙이 자극을 받도록 시술한다.
- **시술부위 및 효능**: 이 기법은 자극이 좀 강하므로 요배부, 둔부나 대퇴부에 많이 쓰인다; 근육의 혈액순환을 촉진하고 혈을 조절하며 붓기와 통증을 없애준다.

4) 손등 굴리기 기법

- **시술법**: 손을 궁형으로 만들어 자연스럽게 이완하고 팔을 바깥쪽으로 돌리면서 손등을 굴리어 손바닥이 위로 향하게 한 다음 다시 손

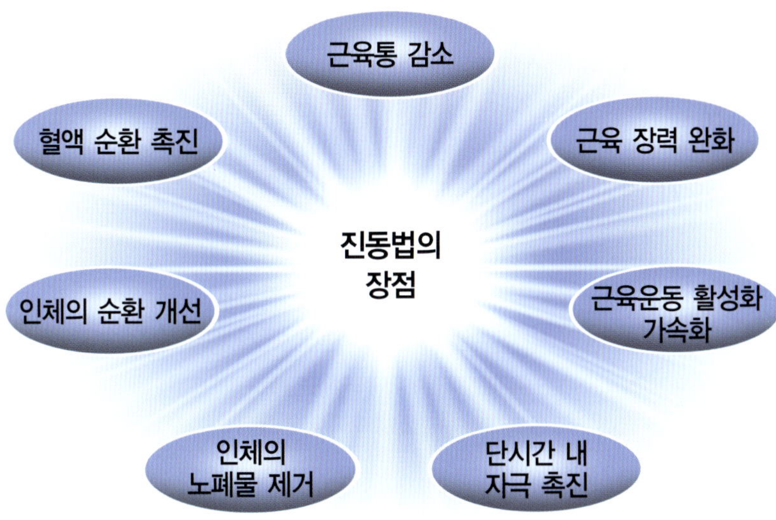

목을 안쪽으로 뒤집어서 원상태로 돌아온다.
- **시술부위 및 효능** : 요배부, 둔부 및 사지 등 근육이 두꺼운 부위; 피의 흐름을 원활하게 하고 경련을 해소한다.

5) 손가락 뒷면 굴리기 기법

- **시술법** : 주먹 쥐고 네 손가락의 장지관절(掌指關節)을 시술부위에 놓고 앞뒤로 굴려준다.
- **시술부위 및 효능** : 요배부, 둔부 및 사지 등 근육이 두꺼운 부위; 피부를 따뜻하게 하고 기혈을 조절한다.

6) 주먹 굴리기 기법

- **시술법** : 주먹 쥐고 제2 장지관절을 시술부위에 대고 팔과 손목의 움직임을 따라서 앞뒤로 굴려준다.

- **시술부위 및 효능**: 요배부, 둔부, 사지 등 근육이 두꺼운 부위; 경련을 해소하고 관절을 잘 잡아준다.

7) 털기 기법

- **시술법**: 두 명이 함께 하는 기법인데 시술자는 양손으로 피시술자의 사지 끝을 잡고 살짝 잡아당기면서 작은 폭으로 털어준다.
- **시술부위 및 효능**: 결속동작으로서 사지에 많이 쓰인다; 기혈을 조절하고 근육을 풀어주는 효과가 있다.

8) 견인법

- **시술법**: 한 손으로는 시술부위를 잡아 고정하고 다른 손은 사지의 끝을 잡고 끌어당긴다.
- **시술부위 및 효능**: 사지와 목 등 부위; 근육을 풀어주고 관절을 잘 잡아주며 유착을 해소한다.

9) 상하 진동법

- **시술법**: 시술부위를 상하로 빠르게 진동한다.
- **시술부위 및 효능**: 머리, 흉부, 요배부; 막힌 곳을 풀어주고 진정시키며 혈기를 왕성하게 하는 효과가 있다.

10) 좌우 진동법

- **시술법**: 시술자는 손바닥 혹은 손가락을 자연스럽게 펴서 시술부위에 놓고 좌우로 빠르게 진동한다.

● 생활미용마사지 시 진동법의 기능

- **시술부위 및 효능**: 위와 같다.

11) 가야금 타기 기법

- **시술법**: 모지와 시지로 집게모양을 만들어서 시술부위를 주무르고 가야금을 타듯이 당겨
  준다.
- **시술부위 및 효능**: 근육 표면이나 근건 등 부위; 유착을 해소하고 어혈을 풀어준다.

12) 업기 기법

- **시술법**: 시술자는 발을 어깨 너비로 벌리고 피시술자와 등을 마주대고 업는다. 둔부로 피
  시술자의 허리를 받쳐주면서 상하, 좌우로 흔들어준다.
- **시술부위 및 효능**: 근육을 이완하고 경련을 해소하며 관절을 바로잡아준다.

4. 타법과 관절운동 기법

1) 고타법

- **시술법**: 손가락을 약간 구부려 모으고 손목관절의 상하 움직임을 따라 리듬 있고, 탄력 있게, 자연스럽게 두드린다.
- **시술부위 및 효능**: 흉부, 어깨, 요배부 및 사지관절 등 부위; 혈행을 원활하게 하며 피로물질을 제거해 준다.

2) 세타법

- **시술법**: 손가락을 부채모양으로 펴서 새끼 손가락 바깥쪽으로 시술부위를 리듬 있고 탄력 있게 두드린다.
- **시술부위 및 효능**: 신체 각 부위; 막힌 곳을 풀어주고 피로를 해소하고 진정작용을 한다.

3) 권 절타법

- **시술법**: 양손을 주먹 쥐고 외연으로 시술부위를 번갈아가면서 절타한다.
- **시술부위 및 효능**: 어깨와 슬관절; 막힌 곳을 열어주고 지통한다.

4) 소지구 절타법

- **시술법**: 손가락을 자연스럽게 구부리고 손목의 상하 운동과 함께 장근으로 시술부위를 번갈아가면서 절타한다.
- **시술부위 및 효능**: 근육이 두꺼운 부위; 피로를 해소하고 경련을 해소하는 효능이 있다.

● 생활미용마사지의 생리적 효과

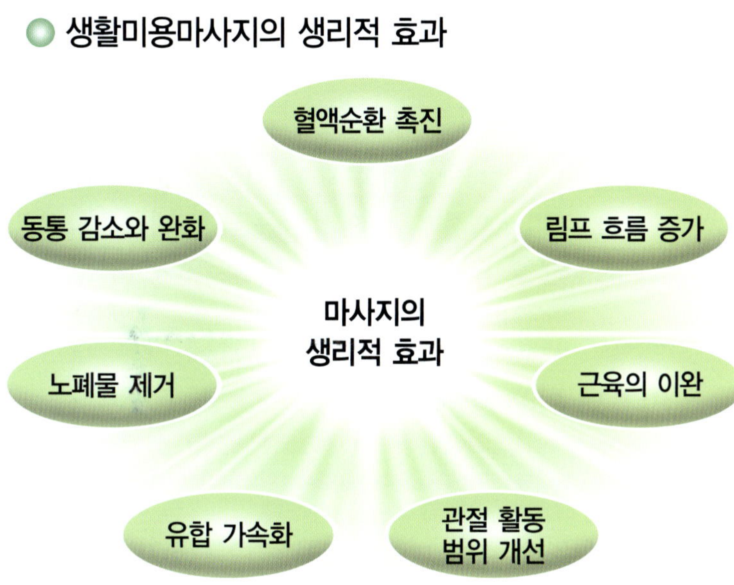

5) 지두 세타법

- **시술법**: 다섯 손가락을 벌리고 손목관절의 굽혔다 펴는 움직임을 따라 지단으로 양손을 번 갈아가면서 두드린다.
- **시술부위 및 효능**: 두부; 가볍게 두드리면 신경을 억제하는 효능이 있고 세게 두드리면 신 경을 흥분하게 하고 정신을 맑게 하며 기혈을 조절하고 진통하는 효능이 있다.

6) 관절 회전법

- **시술법**: 시술자는 양손으로 시술부위를 잡고 돌리는 관절을 축으로 하여 천천히 돌려준다.
- **시술부위 및 효능**: 주로 목, 허리 및 사지관절 등의 부위에 많이 쓰인다; 관절을 잘 잡아주 는 효능이 있다.

7) 역방향 신전법

- **시술법**: 양 손바닥을 양쪽 시술부위에 밀착시키고 관절을 충분히 늘였거나 회전한 상태에서 양손을 반대방향으로 젖힌다.
- **시술부위 및 효능**: 목, 허리, 저골 등의 부위; 뒤틀어진 관절을 교정해준다.

8) 5지(五指) 경찰법

- **시술법**: 모지는 펴고 나머지 네 손가락을 부채모양으로 벌려서 빠른 속도로 쓰다듬거나 문지른다.
- **시술부위 및 효능**: 머리, 흉복부, 요배부, 하지 등의 근육통을 해소한다.

9) 견인법

- **시술법**: 양손을 피시술자의 겨드랑이 밑으로 넣어 가슴 앞에 깍지를 끼고 피시술자가 숨을 내쉬게 하면서 재빨리 위로 들어준다.
- **시술부위 및 효능**: 머리와 목, 흉부, 어깨와 팔 등 부위; 기를 끌어 올려주고 근육을 잘 잡아주며 유착을 해소한다.

10) 회전 기법

- **시술법**: 한 손은 아픈 부위에 놓고 누르고 시술부위의 원심단(遠心端)의 반대 방향으로 압력을 주면서 아픈 부위를 축으로 천천히 돌려준다.
- **시술부위 및 효능**: 목, 어깨, 요배부, 사지관절 등의 부위; 뒤틀어진 관절을 교정해주고 유착을 해소한다.

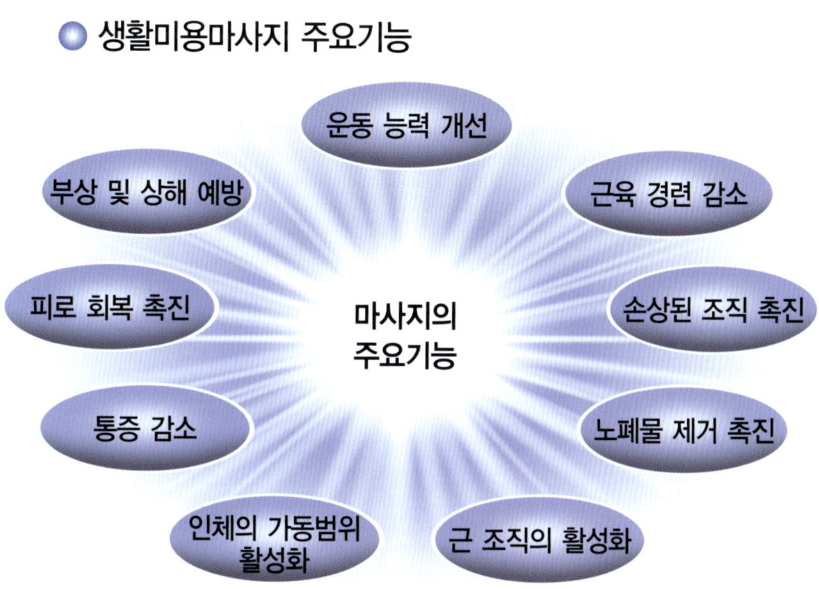

11) 굴절 굴신법

- **시술법**: 한 손은 관절 근단을 잡아 고정하고 다른 한 손으로 그 원단을 잡고 펴고 굽히는 동작을 반복한다.
- **시술부위 및 효능** : 관절; 유착을 해소하고 관절을 교정하고 연조직의 경련을 해소한다.

12) 양방향 신전법

- **시술법**: 한 손은 피시술자의 손을 잡고 다른 손은 반대쪽 무릎을 잡아 서로 반대되는 방향으로 밀고 당겨준다.
- **시술부위 및 효능** : 요저부; 뒤틀린 관절을 교정하고 유착을 해소한다.

5. 발마사지 기법

1) 지간관절 압박법

- **시술법** : 한 손으로 발을 잡아 고정하고 그 모지를 다른 손 시지에 건다. 다음, 시지의 지간관절로 긁거나 점압한다.
- **반사구** : 신상선, 신장, 수뇨관 등.

2) 시지관절 압박법

- **시술법** : 주먹 쥐고 시지관절을 굽혀서 꽉 쥔다. 모지 지복으로 시지 손톱을 누르고 시지의 지간관절로 시술부위를 점압하거나 긁는다.
- **반사구** : 뇌, 액두, 눈, 귀, 세방근, 신상선, 수뇨관, 복강신경종, 생식선 등.

3) 시지 요측연 긁기법

- **시술법** : 모지와 시지를 마주 하고 모지로 시술부위를 잡아 고정하고 시지 요측연으로 긁는다.
- **반사구** : 갑상선, 흉부 림프선, 후두 및 기관지, 내미골, 외미골 등.

4) 복와위 압유법

- **시술법** : 손가락을 사발 모양으로 둥글게 하여 발바닥에 엎어놓고 모지를 뺀 네 손가락으로 시술부위를 잡아 고정하고 모지 지복으로 압유하거나 긁는다.
- **반사구** : 소뇌, 삼차신경, 코, 목, 편도선, 상하턱 등.

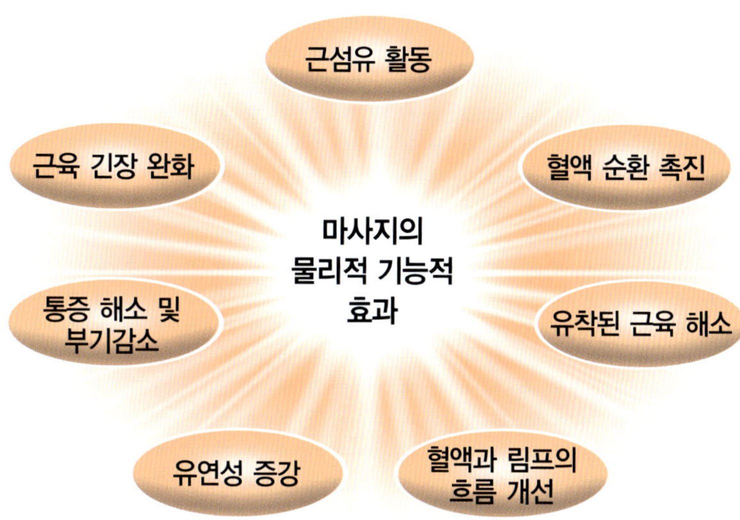

5) 유념법

- **시술법**: 모지와 네 손가락을 U자형으로 벌리고 네 손가락으로 잡아 고정하고 모지 지복으로 압유하거나 긁는다.
- **반사구**: 관관절 등.

6) 신전 압박법

- **시술법**: 시지와 간지로 집게 모양을 만들고 모지로 시지 요측을 누른 다음, 시지 중절이나 말절로 시술부위를 누르거나 들어 잡아당긴다.
- **반사구**: 갑상방선, 경추 등.

7) 안압(按壓) 강찰법

- 시술법 : 모지와 네 손가락 사이를 벌리고 네 손가락을 신체 표면에 밀착
하고 모지 지복으로 반사구를 강하게 누른 다음 앞으로 밀면서
문지른다.
- 반사구 : 횡경막, 견갑골, 내측늑골, 외측늑골 등.

8) 모지, 시지 마찰법

- 시술법 : 양손을 주먹 쥐고 모지와 시지 사이를 벌리고 양 시지 제1 지간
관절로 시술부위를 문지른다.
- 반사구 : 상신 림프선과 하신 림프선 등.

9) 첩장 추압법

- 반사구 : 한 손으로 발바닥을 잡아 고정하여 밑에 놓고 다른 손(위에 놓
고) 모지 지복으로 반사구를 추압한다.
- 반사구 : 난소 및 고환, 하복부, 자궁 및 전립선, 요도와 음도, 직장과 항
문, 내외측 좌골신경 등.

10) 수권 마찰법

- 시술법 : 주먹 쥐고 간지와 시지 제1 지간관절로 시술부위를 한 방향으로
긁는다.
- 반사구 : 소장, 횡결장, 강결장, 직장 등.

● 생활미용마사지 심리적 효과

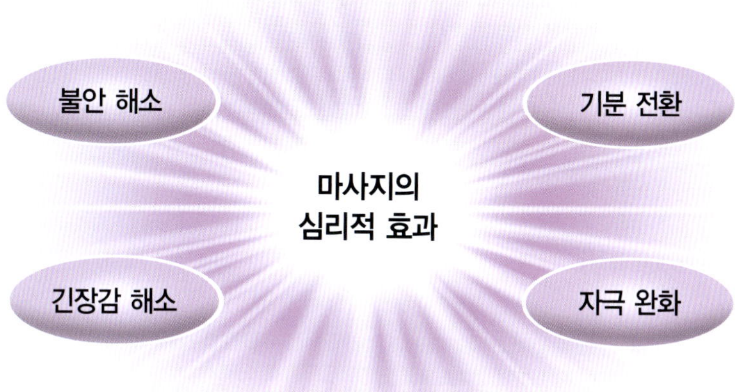

11) 양 모지, 지복 압박법

- **시술법**: 양손을 벌리고 두 모지를 서로 포개어 손목에 힘을 주면서 모지 지복으로 반사구를 지압한다.
- **반사구**: 견갑골, 어깨, 팔꿈치, 전립선과 자궁 등.

12) 첩장 마찰 압박법

- **시술법**: 양손을 포개어 아래에 있는 모지 지복을 시술부위에 놓고 위에 놓인 손바닥과 함께 동시에 압력을 가하여 밀면서 지압한다. 이때 좌우로 흔들리지 말아야 한다.
- **반사구**: 흉추, 요추, 미저골, 미골, 내외측 좌골신경 등.

생활미용마사지가 신경계통에 미치는 영향과 효과

마사지가 신경에 미치는 효과

① 마사지는 흥분작용에 영향을 주고, 말초신경에 작용하며 대뇌 반구 피질을 중개하여 중추신경계통에 전달하는 작용을 한다.

② 마사지 기법 중 경찰법과 진동법은 진정 작용을 한다.

③ 마사지 기법 중 유념법과 수권 고타법, 절타법, 박타법, 이중 고타법은 자극을 불러 일으킨다.

④ 마사지는 육체 및 지적 노동 후 활력과 경쾌한 기분을 일으키고 직무만족도와 작업능률을 향상시킨다.

⑤ 마사지는 혈액을 촉진한다.

⑥ 마사지는 자율신경계통에 대해서는 반사작용을 나타낸다.

Section

2

생활미용마사지
응용 기법

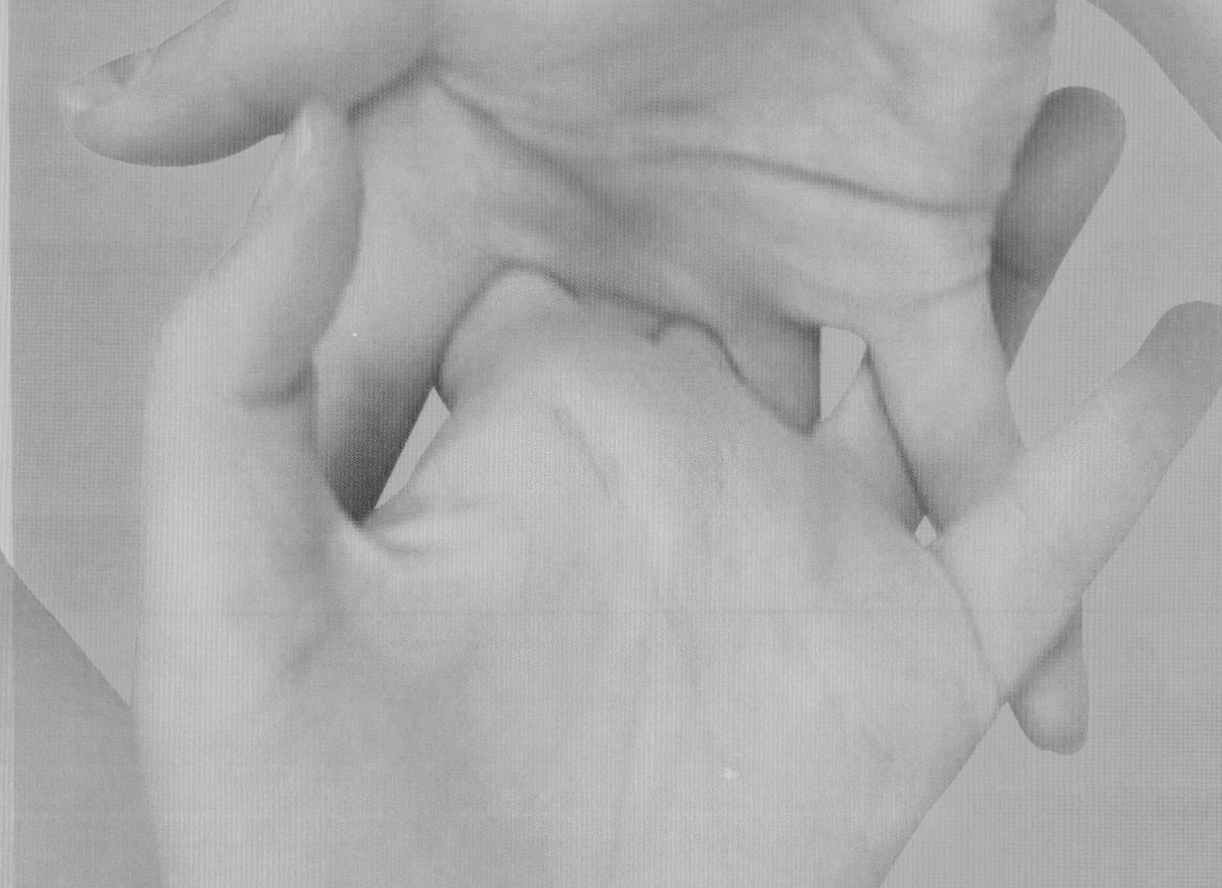

1. 반듯이 누운 자세

1) 족부 마사지

(1) 발등 압박법

- **효　능**: 발등 근육의 피로를 해소하고 관절의 가동성을 촉진한다. 과관절 손
상에 효과적이다.
- **부　위**: 족부상반, 족지(足指)
- **시술법**: ① 피시술자는 똑바로 누운 자세에서 양다리를 어깨 너비보다 좀 넓
게 벌리고 피시술자는 양다리 사이에 무릎을 꿇고 앉아 시술한다.
② 시술자는 양손 모지를 피시술자의 양발 모지 발가락 내측에 놓고
나머지 네 손가락은 발등에 부채모양으로 놓고 발가락을 잡아 쥐고
양손을 번갈아가면서 아래로 20~30번 눌러준다.
- **요　령**: 모지 지단으로 누를 때는 족심을 수직으로 눌러주며 족심에 약간 통
증이 느껴지는 정도로 시술한다.

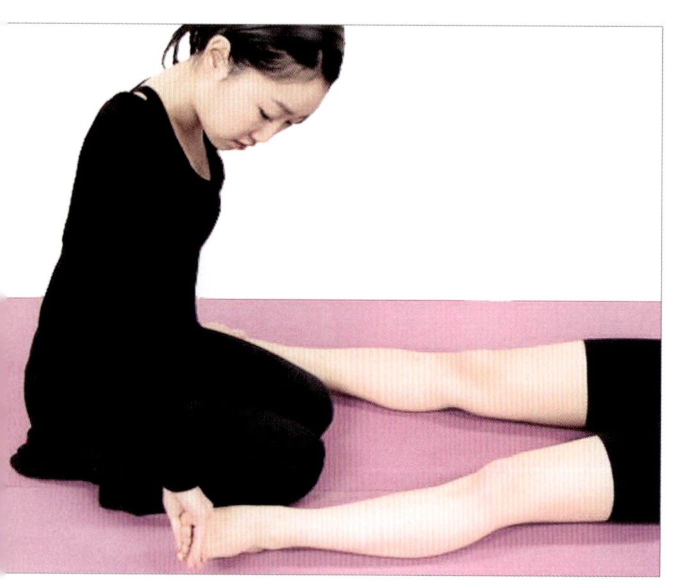
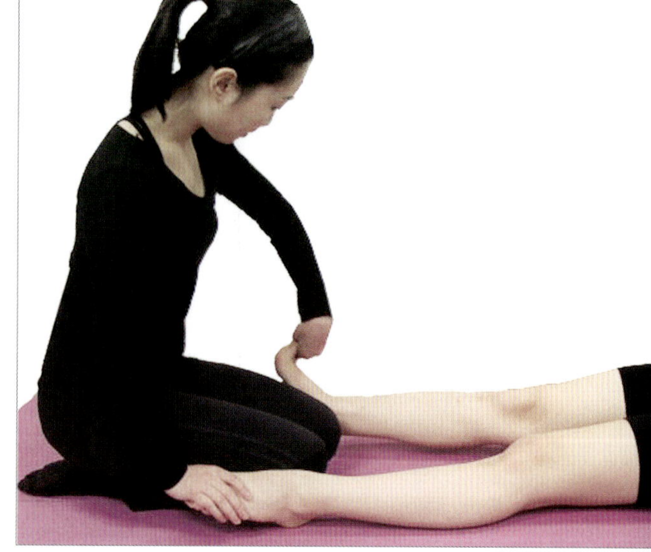

(2) 족심 지점법

- **효　능**: 족부의 경련을 완화한다. 족심 통증, 마비 등 증상을 예방 치료한다.
- **부　위**: 족심
- **시술법**: ① 양다리를 어깨보다 더 넓게 벌리고 발끝은 바깥쪽으로 향한다.
　② 피시술자의 체위는 위와 같고 양손 모지는 족심에 놓고 다른 손가락은 발등에 자연스럽게 놓는다. 이때 호구(虎口—모지와 기타 손가락 사이)—손아귀로 발의 내측을 꽉 집은 다음, 모지 지단으로 족심을 눌러주는데 양손을 번갈아가며 10~20번 시술한다.
- **요　령**: 모지 지단으로 누를 때는 족심에 수직으로 눌러주며 족심에 약간 통증이 느껴지는 정도로 시술한다.

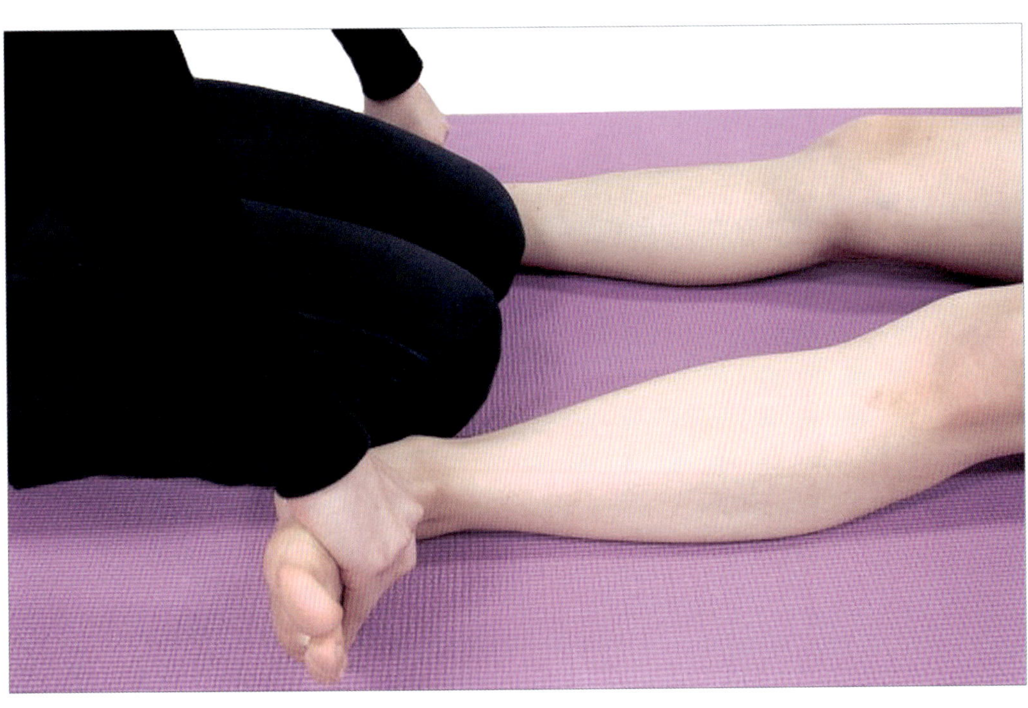

(3) 발등 압유법

- **효　능**: 발등의 근육을 풀어주며 근육의 탄력을 회복한다. 발등이 붓고 아플
　　때 상용한다.
- **부　위**: 발등
- **시술법**: ① 피시술자는 양발을 편안하게 놓고 발끝을 위로 향한다.
　　② 시술자는 양 모지를 발등과 다리가 인접한 부위에 놓고 나머지
　　네 손가락은 아래로 자연스럽게 내려서 발 외측에 놓으며 양손을 서
　　로 교체하면서 발등을 눌러주며 발가락 쪽으로 천천히 이동한다.
- **요　령**: ① 손바닥 전체를 발등에 가볍게 올려 놓는다.
　　② 발등을 쓰다듬듯이 가볍고 부드럽게 족지를 향해 견찰한다.

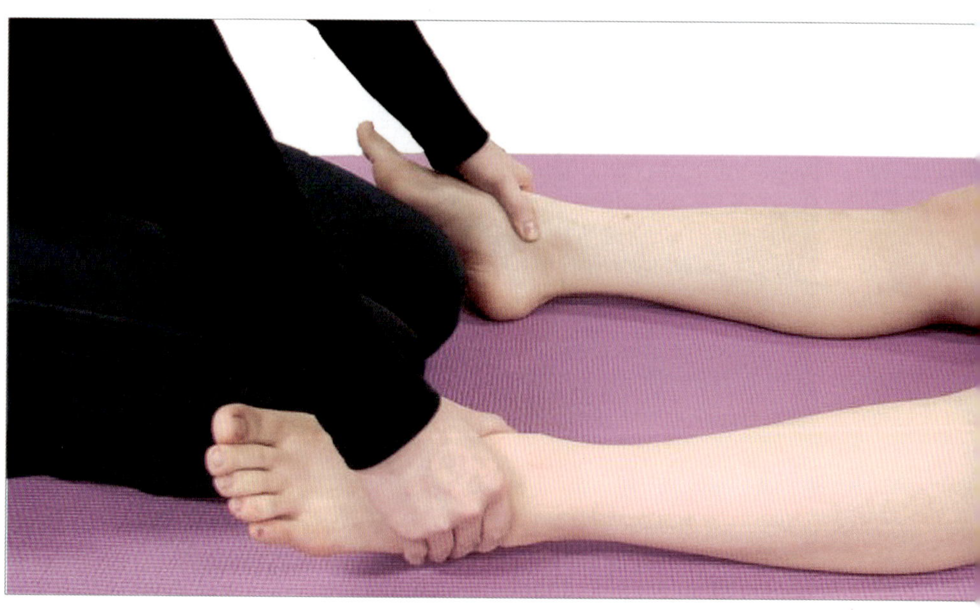

(4) 발가락 견인법

- 효　능: 근육을 완화시켜준다. 주로 발가락이 마비되고 잘 움직이지 못할 때 쓴다.
- 부　위: 발가락
- 시술법: ① 피시술자의 자세는 아래와 같다.

  ② 시술자는 모지와 시지 사이에 발가락을 끼워서 견인한다. 다섯째 발가락부터 시술을 시작한다.
- 요　령: ① 발가락을 너무 세게 잡지 말아야 한다.

  ② 위로 천천히 잡아당기며 발이 침대에서 들리게 견인한다.

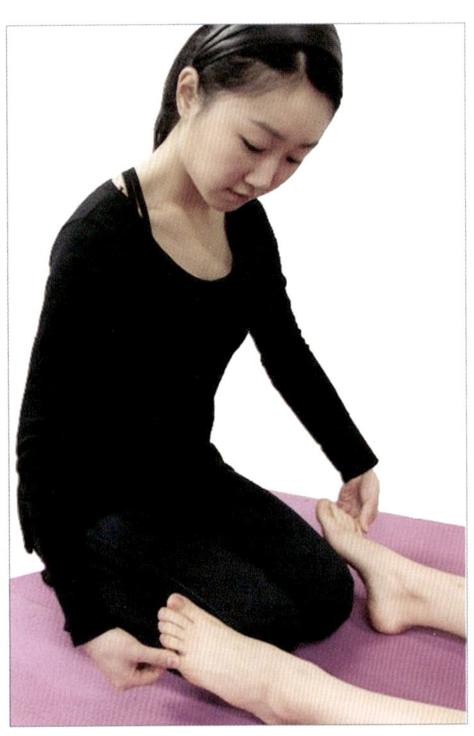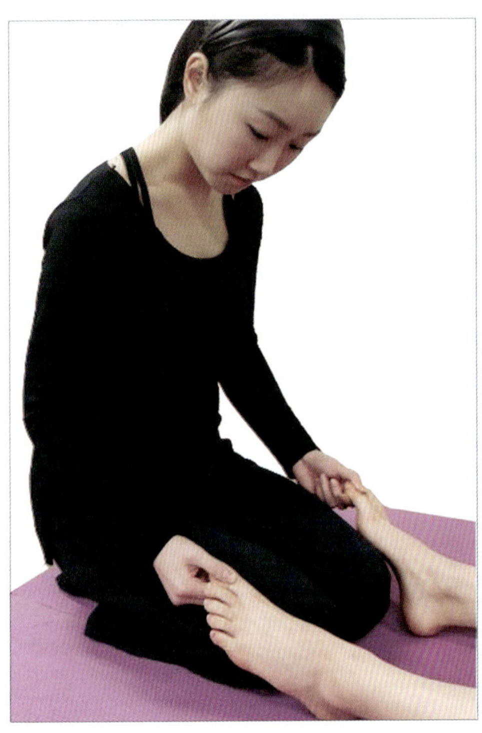

(5) 발가락 밀고 당기기 기법

- **효   능**: 관절의 가동성을 촉진한다. 발가락의 활동장애에 주로 쓰인다.
- **부   위**: 발가락
- **시술법**: ① 피시술자의 자세는 아래와 같다.

  ② 시술자는 양 손가락과 손바닥으로 발가락을 잡고 앞뒤로 밀고 당긴다. 양손을 서로 교체하면서 시술한다.
- **요   령**: 수평으로 밀고 당기며 천천히 시술해야 한다.

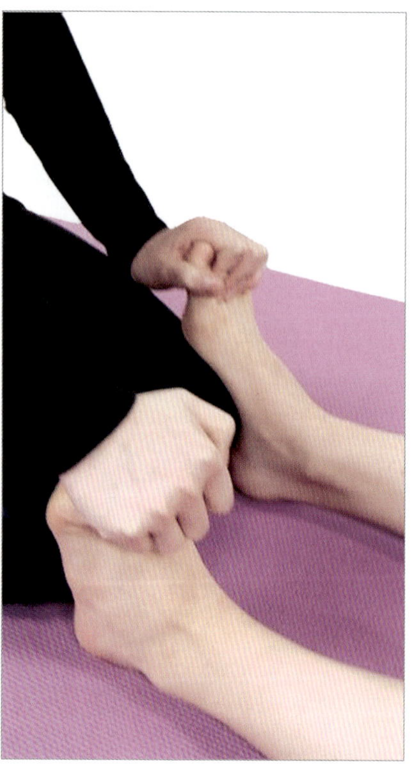
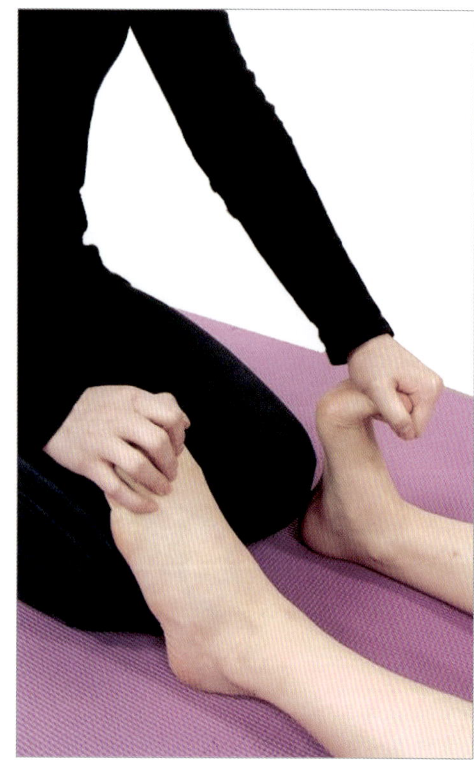

(6) 족근 압박법

- 효　능: 혈액순환을 촉진한다. 족근통, 근건 근막염을 예방, 치료한다.
- 부　위: 족근
- 시술법: ① 피시술자의 발끝은 바깥쪽으로 향한다.
  ② 시술자의 손바닥으로 족근 내측을 수직으로 내리 누른다. 양손을 번갈아가며 시술한다.
- 요　령: ① 양팔을 곧게 펴서 수직으로 내리 누른다.
  ② 몸무게의 중심을 좌우로 이동하면서 강약을 조절한다.

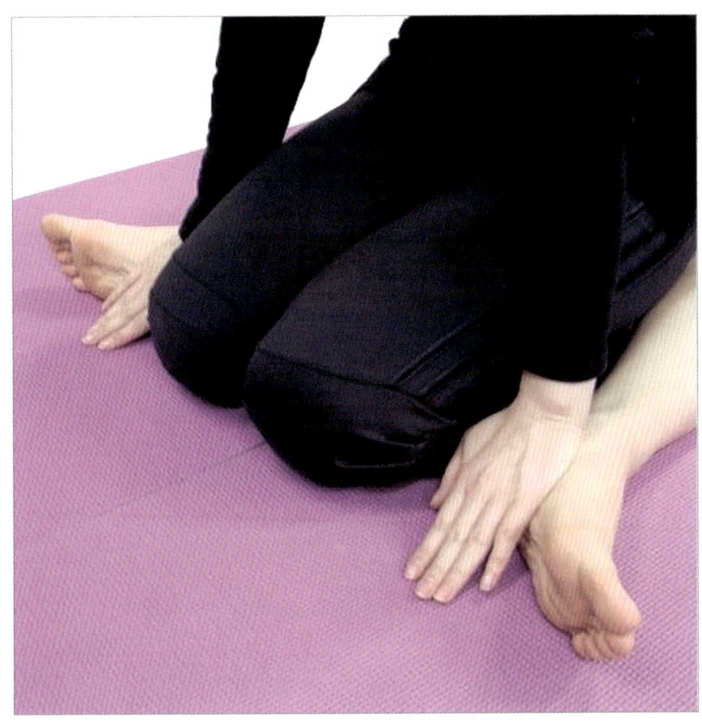

(7) 팔꿈치 압박법

- **효 능**: 발 경련을 완화하고 족심통, 발 경련 등의 증상에 효과적이다.
- **부 위**: 발
- **시술법**: ① 피시술자의 발끝은 위로 향한다.
  ② 한 손으로 족근을 받들어주고 다른 팔꿈치로 족심을 점압한다.
  8~9번 점압한다.
- **요 령**: 팔꿈치의 힘이 강하기 때문에 압을 잘 조절해서 시술하고 찡하는 감이 들게 깊이 눌러준다.

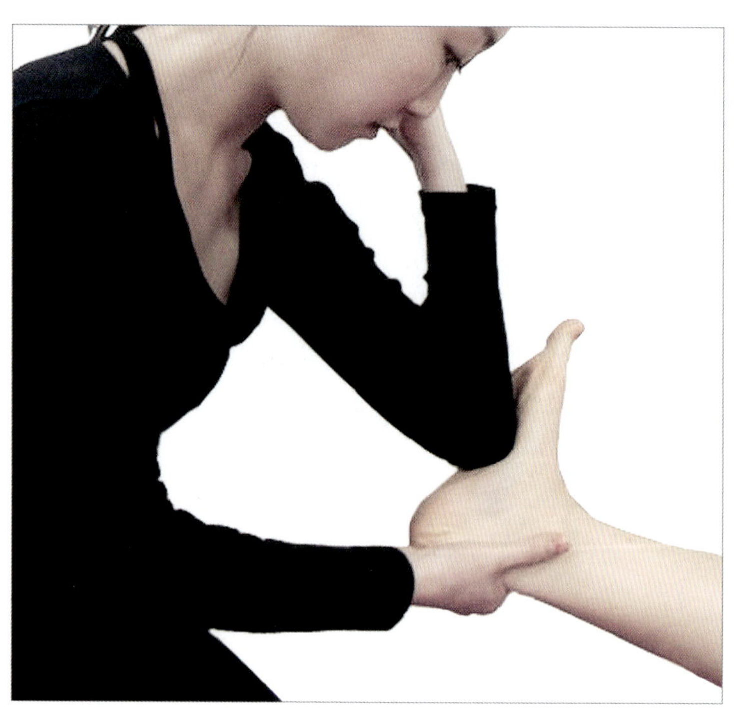

(8) 발등 압박법

- 효　능: 발등 근육의 굴신운동 기능을 조절한다. 주로 발등마비, 통증, 굴신 활동장애 등을 예방
　　　　치료한다.
- 부　위: 발등
- 시술법: ① 피시술자는 양발을 벌리고 발끝을 위로 향한다.
　　　　② 시술자는 양 다리 사이에 무릎 꿇고 앉아서 피시술자의 다리를 대퇴위에 올려놓는다.
　　　　③ 발 양측을 잡고 양 모지로 안에서 밖으로 거꾸로 八자 모양으로 문지른다. 즉 발가락
　　　　뿌리부터 복사뼈 방향으로 문지른다.
- 요　령: 부드럽고 고르게 문지른다.

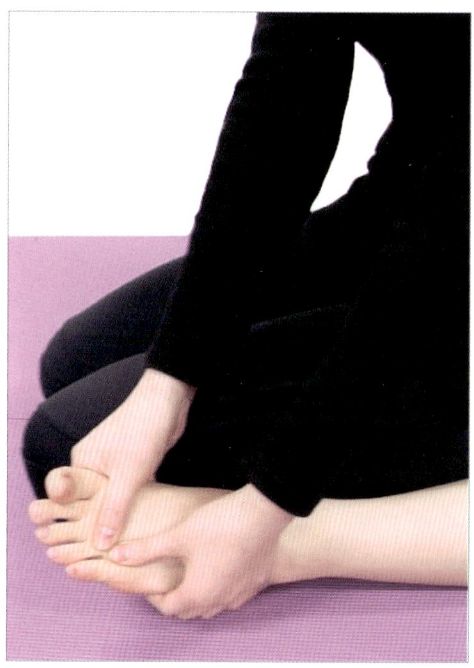
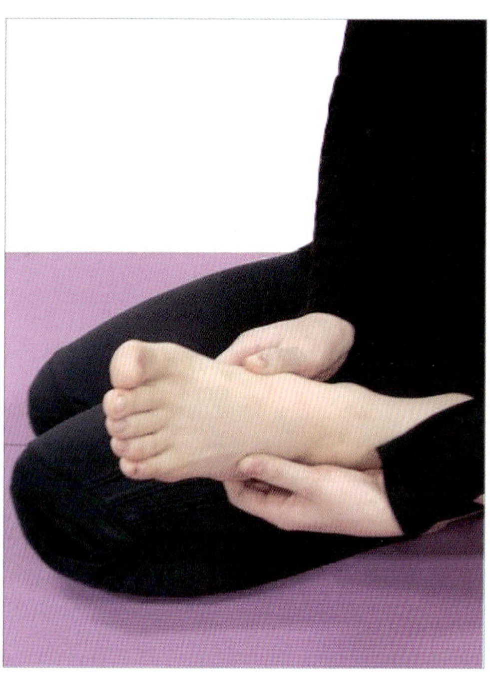

(9) 족지 신전 압박법

- **효　능**: 관절을 유연하게 한다. 관관절 활동장애 등의 증세를 치료한다.
- **부　위**: 발
- **시술법**: 아래와 같은 자세에서 시술자는 손가락으로 피시술자의 발 앞쪽을 잡고 안으로 당겨서 누른다.
- **요　령**: 몸무게 중심을 뒤로 옮기면서 점점 강하게 압을 넣되 근건 등이 손상되지 않게 주의해야 한다.

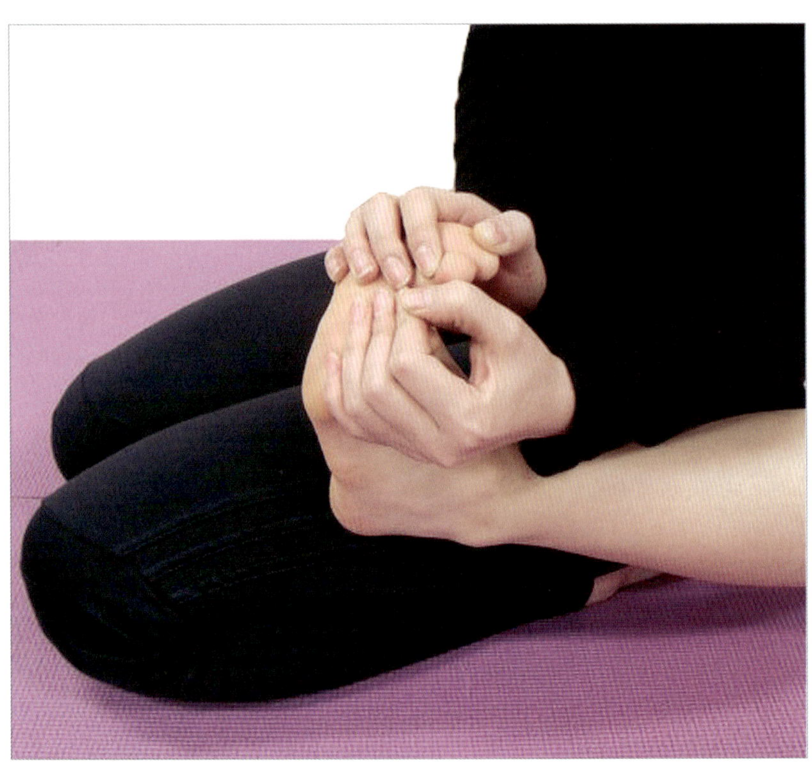

생활미용마사지가 근육에 미치는 영향과 효과

근육은 운동기관이 활동하는 부분이며 각종 동작은 근육의 활동 성향에 달려있다.

근육의 수축은 화학적, 열적, 기계적 자극에 의해 일어난다.

근육의 움직임은 중추신경계통에 의해 조절

근육계통
신체적 활동이 수축을 통해 움직임이 가능하도록 운동기의 역할을 수행한다.

마사지가 근육계통에 미치는 영향

① 근섬유는 산소와 영양분을 공급받는다.

② 마사지를 받으면 노폐물이 근섬유로부터 신속하게 배출된다.

③ 마사지는 근육의 운동기능을 향상시킨다.

④ 피로한 근육을 마사지하면 근육의 활동능력이 3~5배 증가한다.

⑤ 마사지는 운동 상해 예방에 도움을 준다.

⑥ 마사지는 경기력 향상에 도움을 준다.

⑦ 마사지는 근육의 혈액공급을 촉진한다.

⑧ 마사지는 근육의 이완 및 수축기능을 조정한다.

2) 하지부 마사지

(1) 슬관절, 경골근 내측 압박법

- **효　능**: 근육을 흥분시키며 주로 슬관절, 경골근의 통증, 마비 등을 치료한다.
- **부　위**: 아랫다리
- **시술법**: 피시술자는 똑바로 누운 자세에서 양다리를 벌리고 시술자는 다리 사이에 무릎을 꿇고 마주 앉는다. 시술자는 양 모지 지복을 피시술자의 아랫다리 안쪽 복사뼈에 놓고 위로 슬관절 내측까지 양손을 엇갈아 가면서 지압한다.
- **요　령**: 피시술자가 통증을 다소 느낄 수 있게 천천히 이동하면서 시술한다.

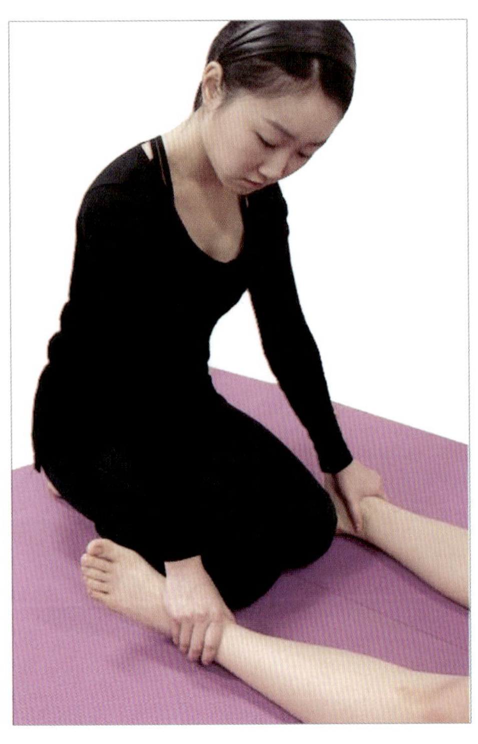
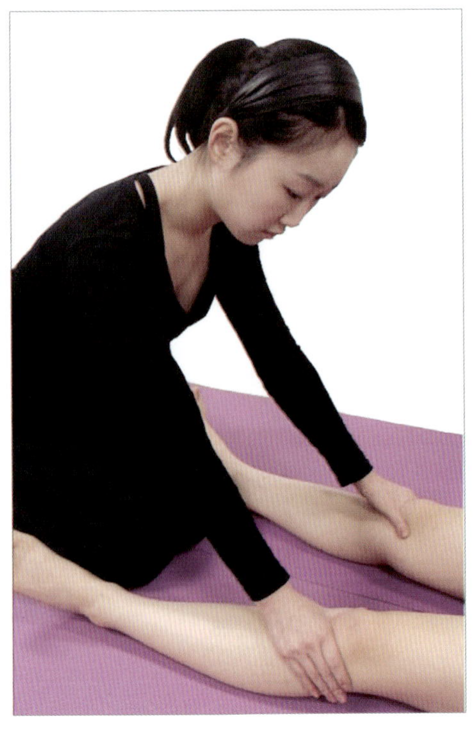

(2) 슬개골 압박 유념법

- **효　능**: 슬관절의 운동기능을 조절해주며 슬관절의 연골조직 손상을 치료한다.
- **부　위**: 무릎
- **시술법**: 아래와 같은 자세에서 시술자는 장심을 피시술자의 슬개골에 놓고 몸을 앞으로 기울여 압유한다.
- **요　령**: 강압법을 쓰지 말고 너무 크게 문지르지 말아야 한다.

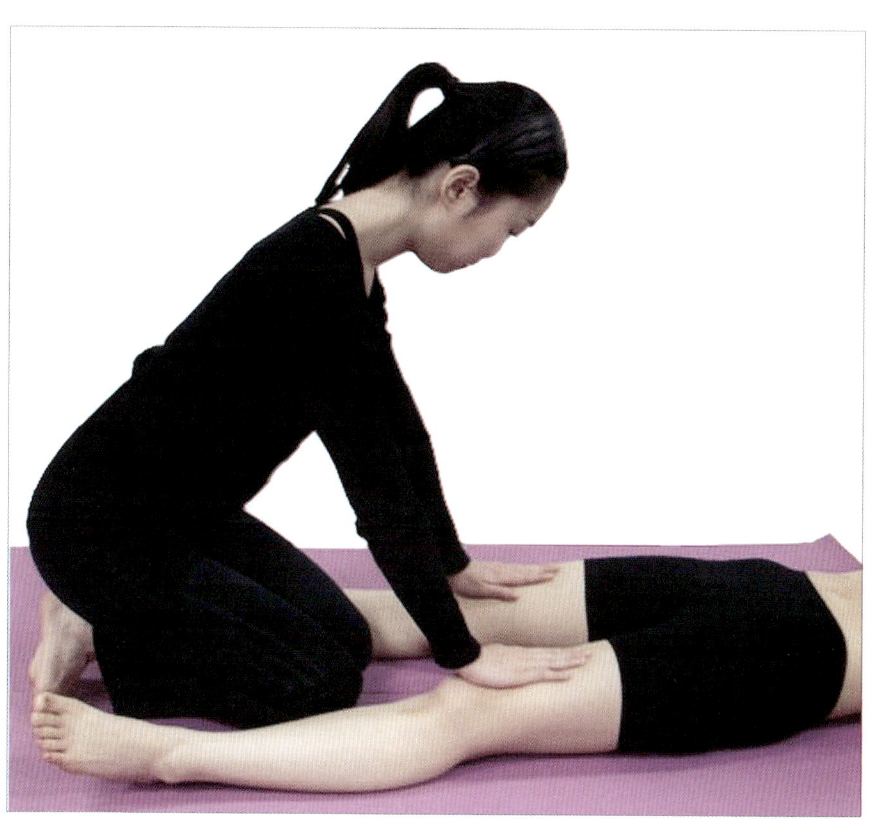

(3) 대퇴 장압법

- **효　능**: 대퇴 앞쪽 근육의 경련을 제거한다. 주로 대퇴 앞쪽 근육마비와 통증에 효과적이다.
- **부　위**: 대퇴
- **시술법**: 시술자는 아래와 같이 피시술자를 바로 눕힌 자세에서 양 손바닥을 대퇴 앞쪽에 놓고 무릎 위부터 대퇴 근부까지 번갈아가면서 누른다.
- **요　령**: 장근으로 누르지 말고 손바닥면으로 눌러야 하며 몸을 앞으로 기울여서 압을 넣어야 한다.

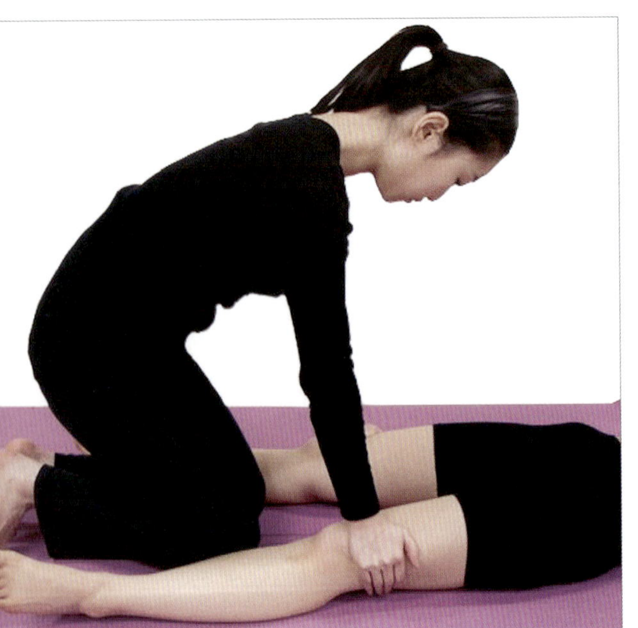
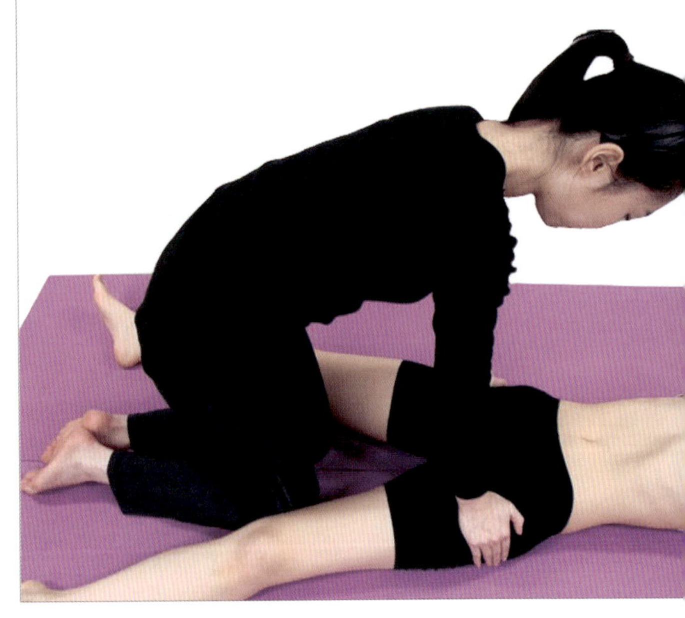

(4) 비장근 내측 압박법

- **효　능**: 아랫다리 내측 근육의 피로를 풀어준다. 아랫다리가 아프고 힘이 없는 증세를 치료한다.
- **부　위**: 아랫다리
- **시술법**: 피시술자는 똑바로 누운 자세에서 한쪽 하지를 바깥으로 90도로 굽힌다. 시술자는 안쪽에 무릎 꿇고 앉아서 한 손을 피시술자의 무릎 위에 올려놓는다. 모지지복으로 아랫다리 내측을 안쪽 복사뼈 상단부터 위로 지압한다.
- **요　령**: 부드럽게 지압하면서 천천히 이동한다.

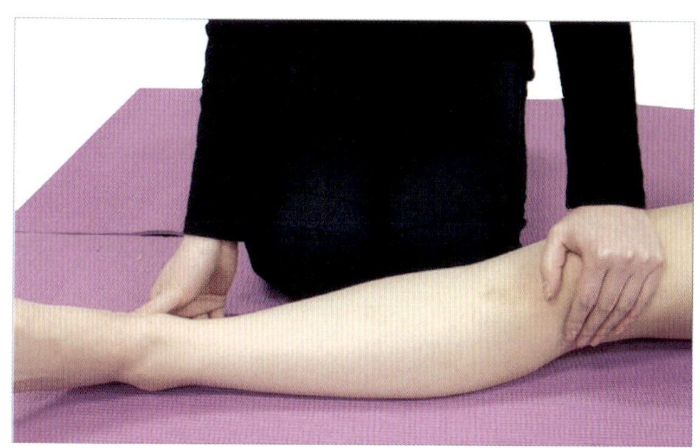

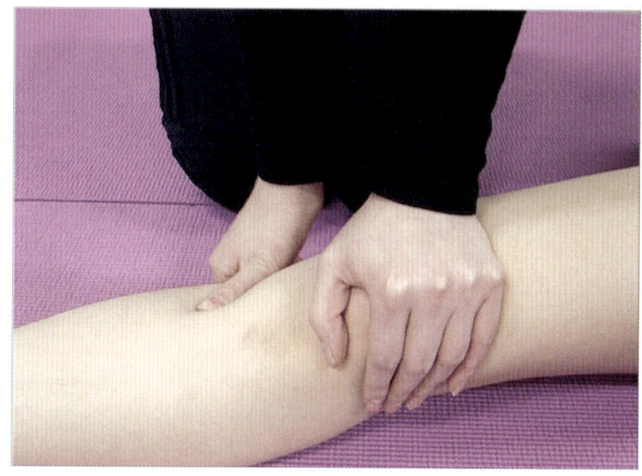

(5) 대퇴 내측 압박법

- **효　능**: 대퇴 내측 근육을 풀어준다. 대퇴 굴신장애 등을 치료한다.
- **부　위**: 대퇴
- **시술법**: 피시술자는 바로 누운 자세에서 한쪽 대퇴를 바깥으로 굽히고 시술자는 안쪽에 무릎 꿇고 앉는다. 시술자는 양 모지를 마주 대고 대퇴 내측근육을 무릎 위부터 대퇴 근부까지 지압한다.
- **요　령**: 이 동작은 앞 동작의 연속으로서 적당한 압을 고르게 넣어서 조금 아픈 느낌이 있게 한다.

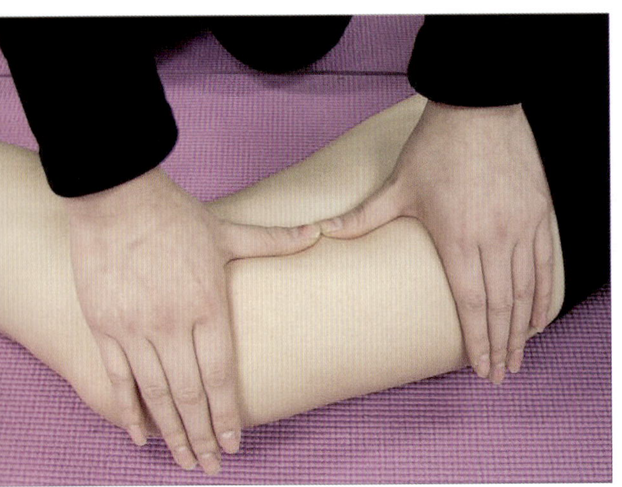

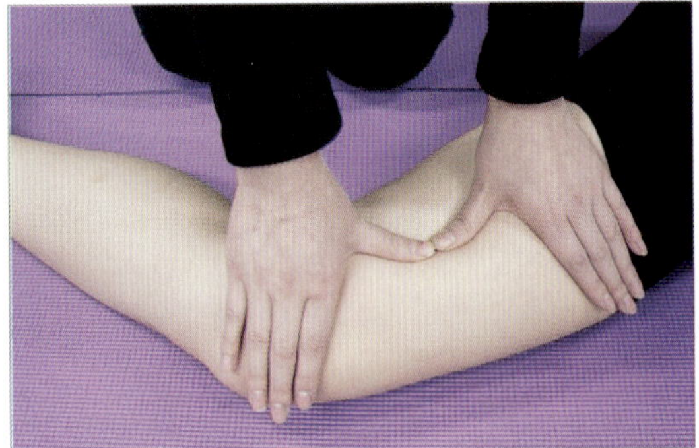

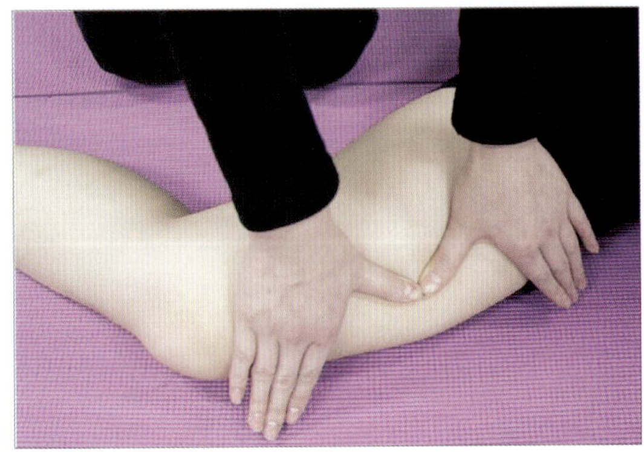

(6) 대퇴 내측 유념법

- 효　능: 대퇴 내측 근육의 피로
　　　　를 풀어준다. 하지에
　　　　힘이 없고 아픈 증세
　　　　를 치료한다.

- 부　위: 대퇴

- 시술법: 옆과 같은 자세에서 시
　　　　술자는 양손으로 대퇴
　　　　내측 근육을 잡고 무
　　　　릎에서 대퇴 근부까지
　　　　주무른다.

- 요　령: 손목에 최대한 힘을 빼
　　　　고 지복에 힘을 넣어
　　　　서 주무르는데 동작은
　　　　연관이 되어야 한다.

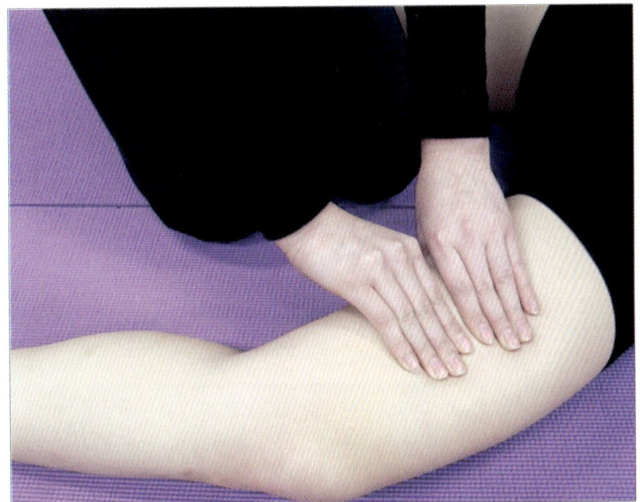

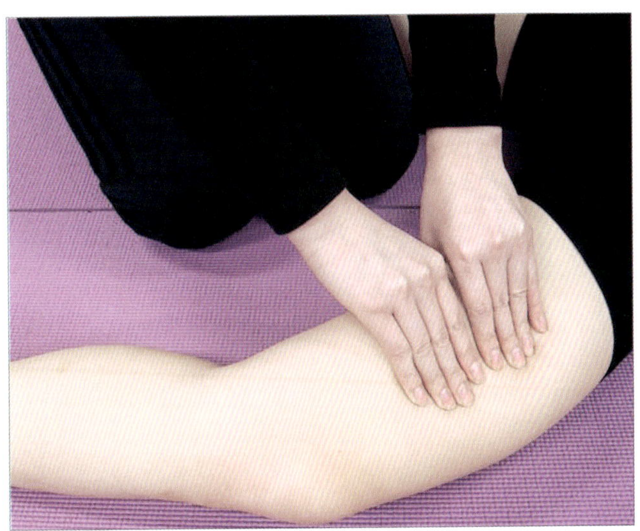

(7) 대퇴부 절타법

- **효　능**: 근육의 피로를 해소하고 근골을 부드럽게 한다. 하지운동 후 피로
하거나 기력이 없는 증세를 치료한다.
- **부　위**: 하지
- **시술법**: 아래와 같은 자세에서 시술자는 양손을 합장하여 손가락을 부채모
양으로 벌리고 하지를 왕복 2차 절타한다.
- **요　령**: 리듬 있게 부드럽게 절타한다.

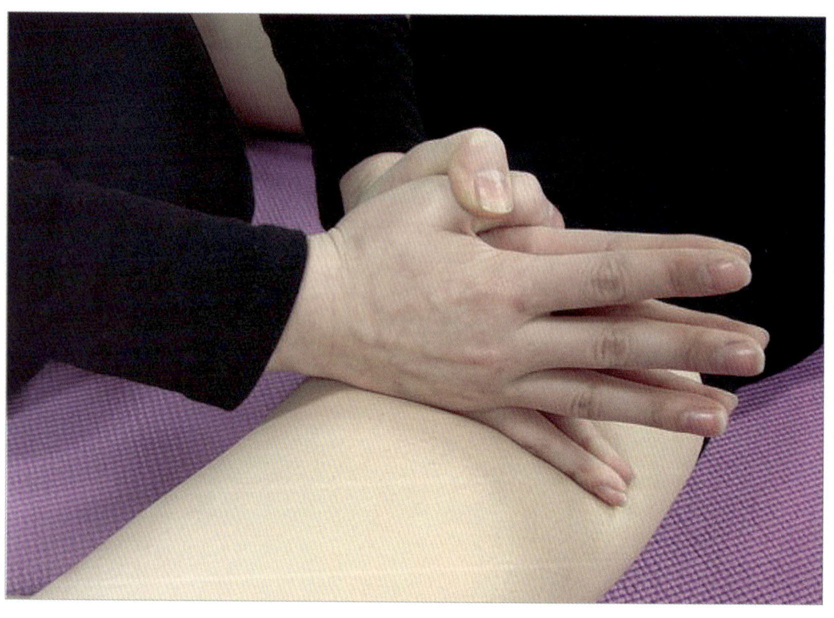

(8) 팔꿈치 대퇴 내측 압박법

- 효 능: 대퇴 내측 근육의 피로를 해소하고 혈액순환을 촉진한다. 하지운동장애와 통증을 치
  료한다.
- 부 위: 하지
- 시술법: 시술자는 양다리로 피시술자의 아랫다리를 끼고 한쪽을 향하여 앉는다. 한 손으로 무
  릎을 잡고 다른 팔꿈치로 대퇴 내측을 위에서 아래로 내려오면서 점압한다.
- 요 령: 팔꿈치는 바깥쪽으로 돌리면서 누르는데 강압법을 사용하지 말아야 한다.

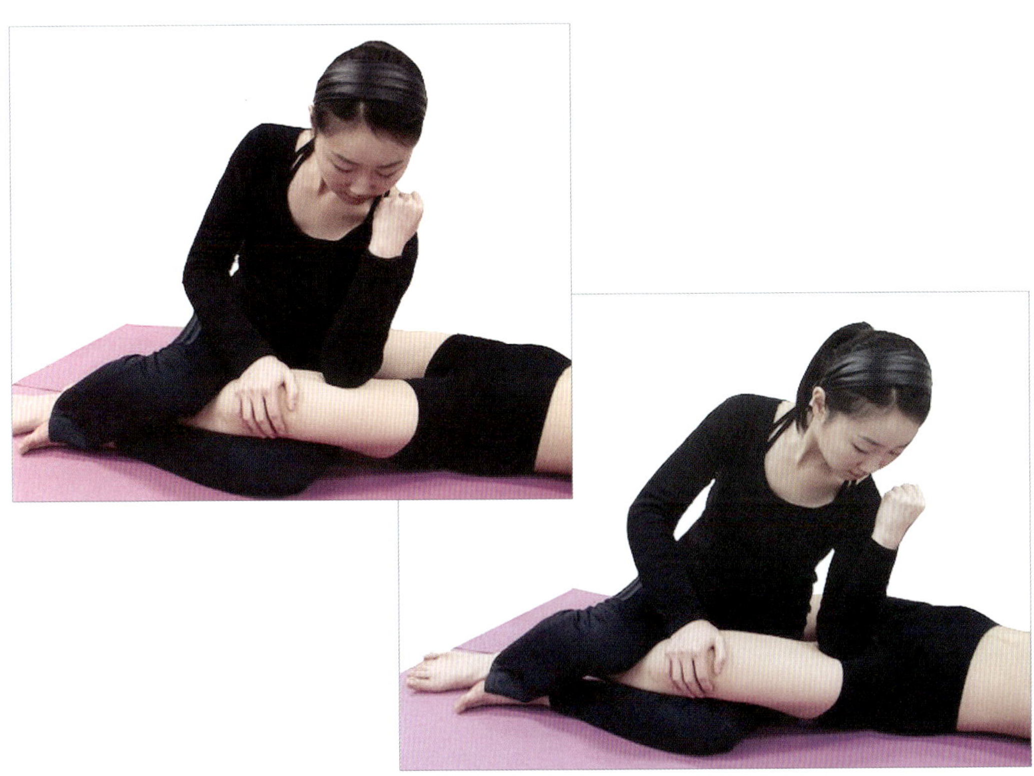

(9) 비장근 내측 압박 유념법

- **효　능**: 아랫다리 내측 근육의 피로를 해소한다. 주로 아랫다리 내측의 통증과 마비 등을 치료한다.
- **부　위**: 아랫다리
- **시술법**: ① 피시술자는 한쪽 다리를 90도로 굽혀서 세우고 한쪽은 편다. 시술자는 양 다리 사이에 책상다리를 하고 앉는다.
  ② 시술자는 한 손으로 무릎을 잡고 다른 손 모지로 아랫다리 내측을 내 복사뼈부터 오금까지 지압한다.
- **요　령**: 피시술자가 통증을 조금 느낄 정도로 지압한다.

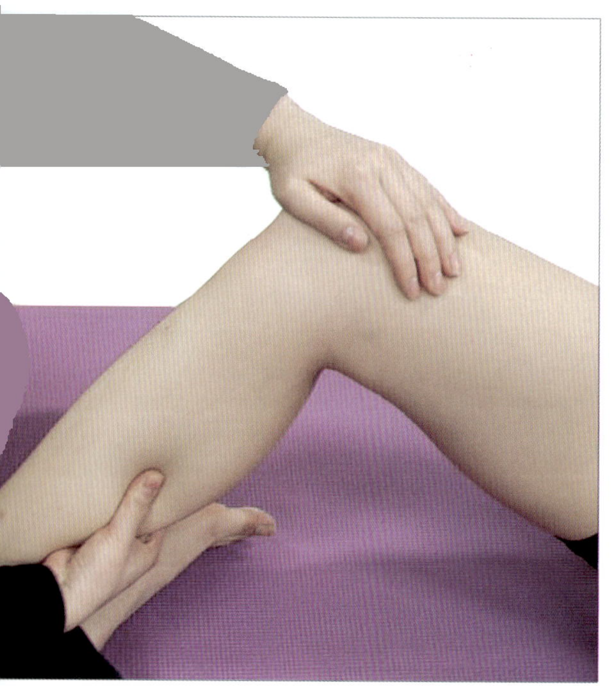 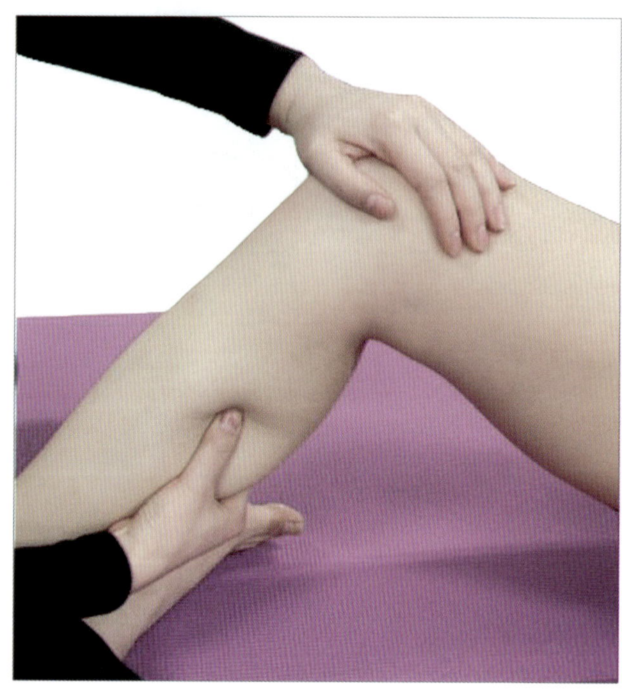

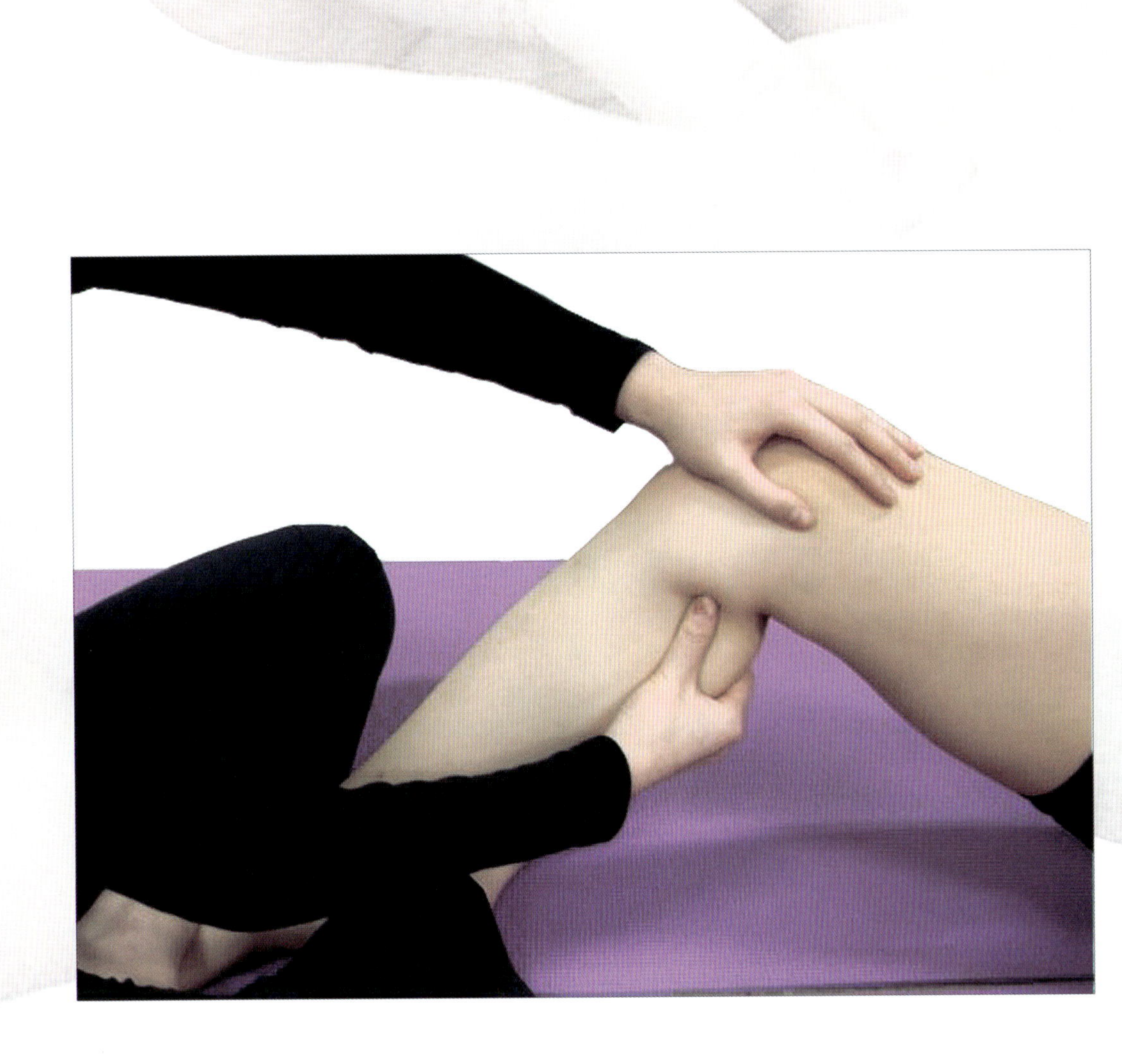

(10) 대퇴 내측 장압법

- 효　능: 대퇴 내측 근육을 풀어준다.
- 부　위: 대퇴
- 시술법: ① 피시술자는 양다리를 어깨 너비로 벌려 눕고 시술자는 그 사이에 마주하고 무릎 꿇고 앉는다.

  ② 시술자는 한 손으로 무릎을 잡고 다른 손바닥면으로 피시술자의 대퇴 내측을 대퇴 근부부터 오금까지 내려오면서 누른다.
- 요　령: 몸을 앞으로 기울여 손바닥의 압을 조절한다.

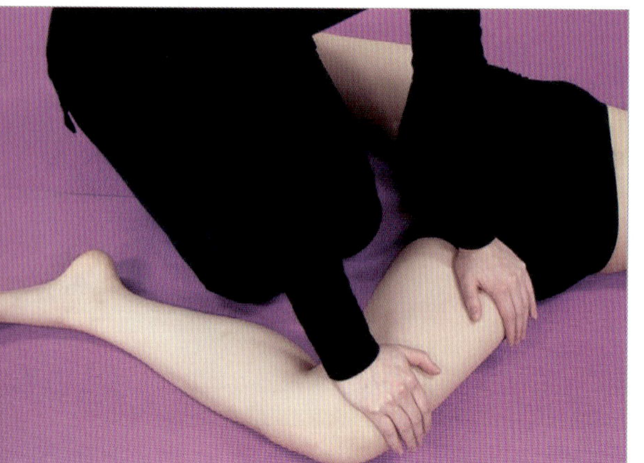
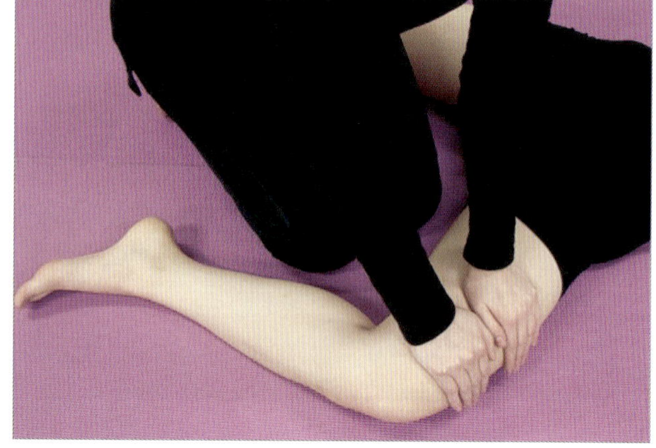

(11) 대퇴 외측 장압법 I

- **효　능**: 대퇴 외측 근육을 풀어준다. 근
  육통과 기력이 없는 증세를 치
  료한다.
- **부　위**: 대퇴
- **시술법**: ① 피시술자는 한쪽 다리를 약
  간 굽히고 시술자는 다리 사이
  에 마주 앉는다.
  ② 시술자는 한 손으로 피시술
  자의 무릎을 잡고 다른 손은 대
  퇴 외측에 놓고 안쪽으로 긁어
  모으는 동작을 하면서 대퇴 근
  부에서 무릎까지 시술한다.
- **요　령**: 지침을 사용하지 말고 지복과
  손바닥에 동시에 힘을 가하여
  시술한다.

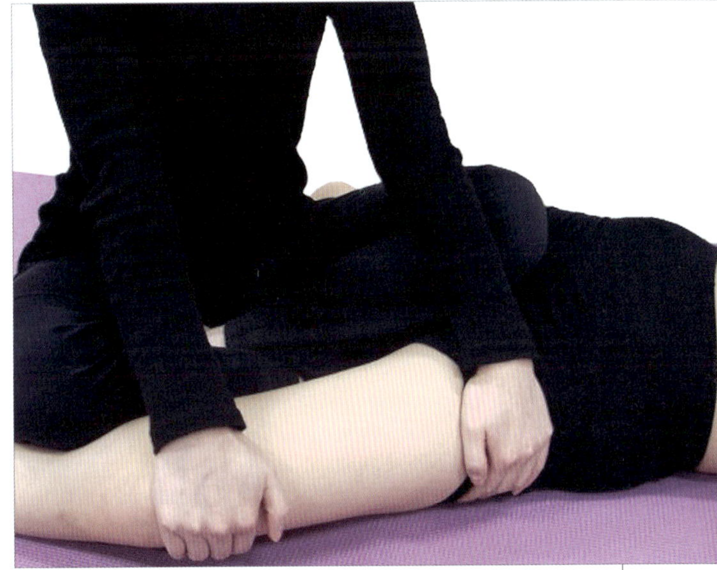

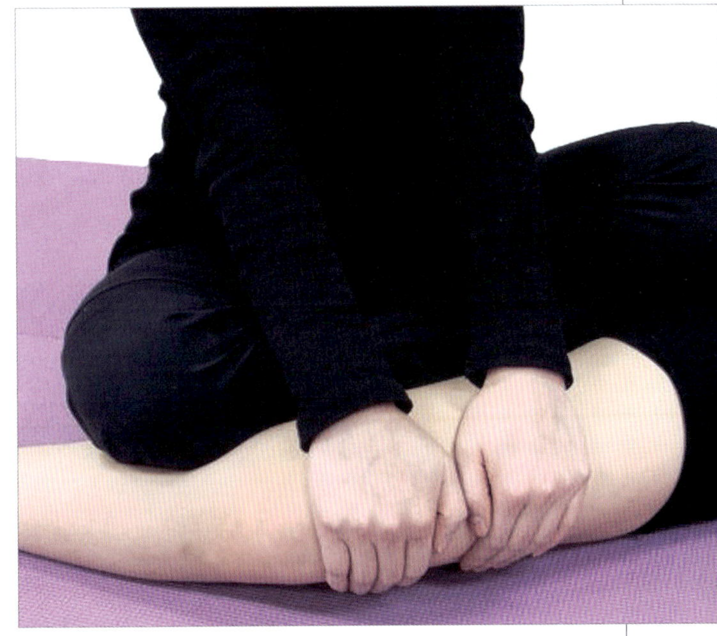

(12) 대퇴 외측 장압법 Ⅱ

- **효 능**: 국부 근육조직을 활성화하고 근육위축과 마비 등의 증세에 쓰인다.
- **부 위**: 대퇴
- **시술법**: ① 피시술자는 엎드린 자세로 대퇴를 시술자의 대퇴 위에 놓는다.
  ② 시술자는 한 손으로 무릎을 잡고 다른 손은 피시술자의 대퇴 외측 근육에 놓고 안쪽으로 긁어모으는 동작을 하면서 위에서 아래로 시술한다.
- **요 령**: 지첨을 사용하지 말고 지복과 손바닥에 동시에 힘을 가하여 시술한다.

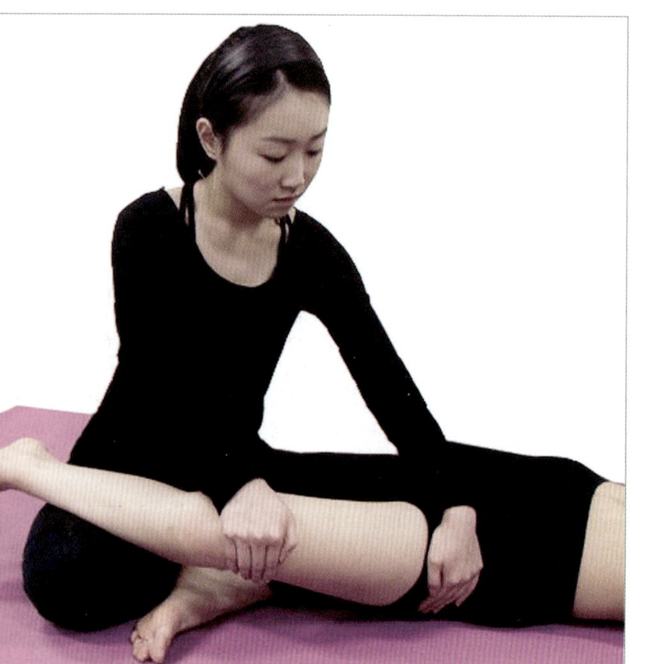
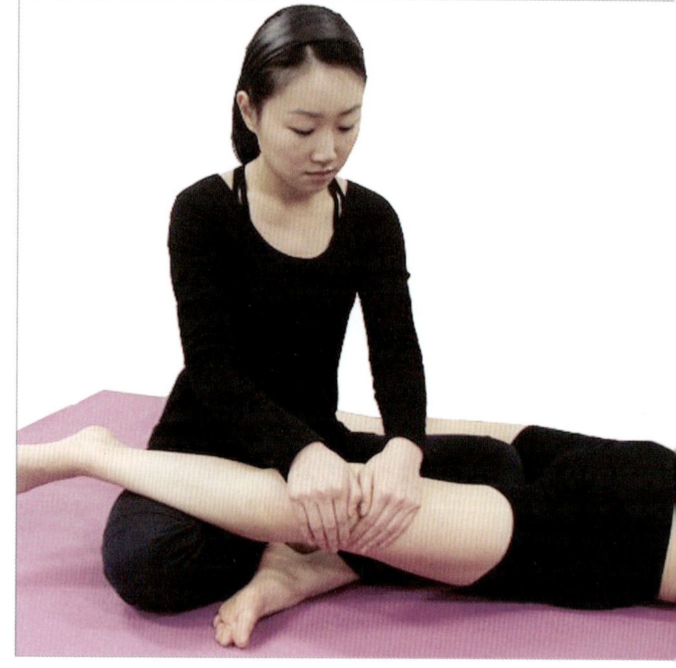

(13) 대퇴 내측 절타법

- **효　능**: 긴장된 근육을 이완한다.
- **부　위**: 대퇴
- **시술법**: ① 시술자는 앉은 자세에서 피시술자의 대퇴를 자신의 대퇴 위에 놓는다.
　　　　　　② 공권으로 대퇴 내측을 근부에서 오금 쪽으로 절타한다.
- **요　령**: 손목의 힘을 풀어서 가볍게 두드려주어야 한다.

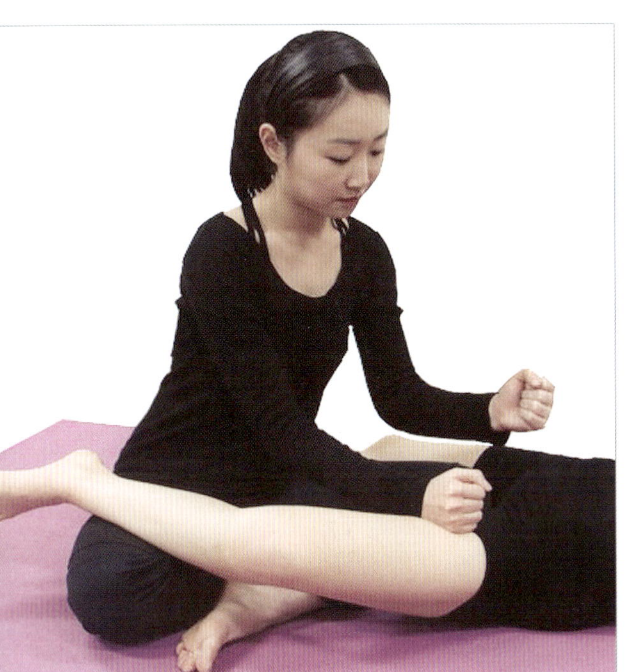
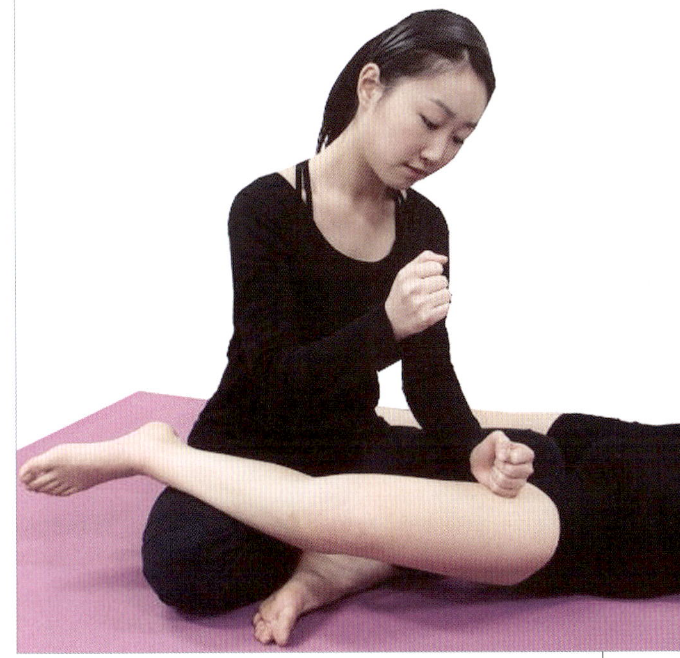

(14) 비장근 외측 압박법

- **효　능**: 종아리 외측 근육이 아프고 마비될 때 느슨하게 풀어주는 작용을 한다.
- **부　위**: 종아리
- **시술법**: ① 피시술자는 한쪽 다리를 90도로 굽혀 세우고 시술자는 발과 다리로 피시술자의 발을 내리 눌러 고정한다.

  ② 시술자는 한 손으로 무릎을 잡고 다른 손 모지 지복으로 밑에서 위로 종아리 경골과 비골 사이를 지압한다.
- **요　령**: 천천히 이동하면서 힘을 고르게 쓰고 부드럽게 시술해야 한다.

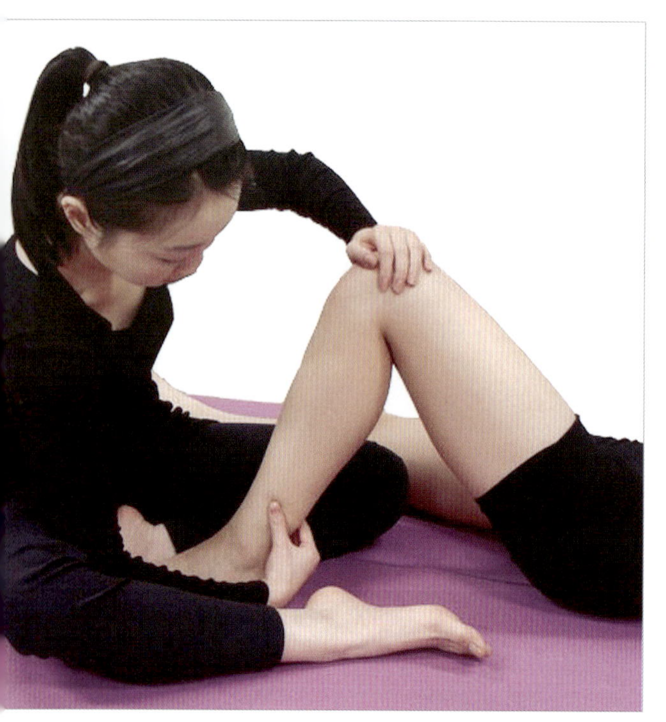
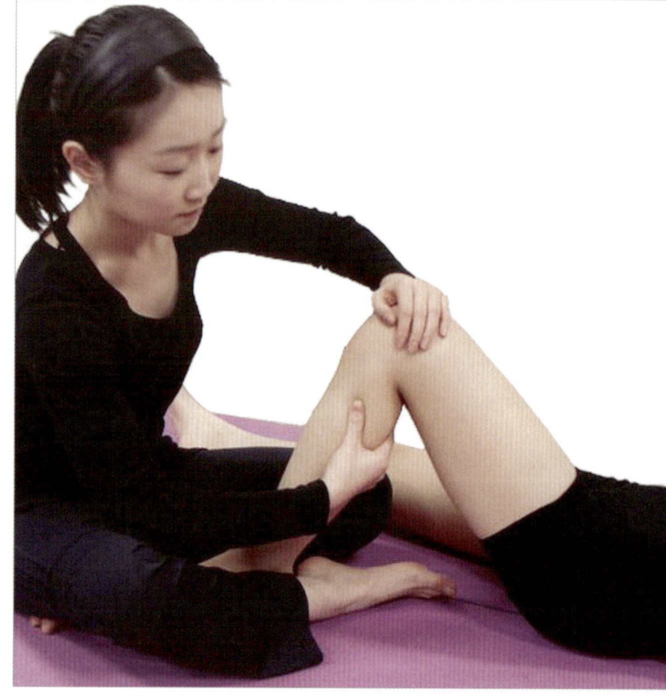

(15) 대퇴 외측 유념법

- 효 능: 대퇴 외측 근육이 아프거나 마비될 때 느슨하게 풀어준다.
- 부 위: 대퇴
- 시술법: ① 피시술자는 한쪽 다리를 90도로 굽혀 세우고 시술자는 발과 다리로 피시술자의 발을 내리눌러 고정한다.
  ② 시술자는 한 손으로 무릎을 잡고 다른 손 모지 지복으로 오금 외측부터 대퇴 근부 외측까지 지압한다.
- 요 령: 천천히 이동하면서 힘을 고르게 쓰고 부드럽게 시술해야 한다.

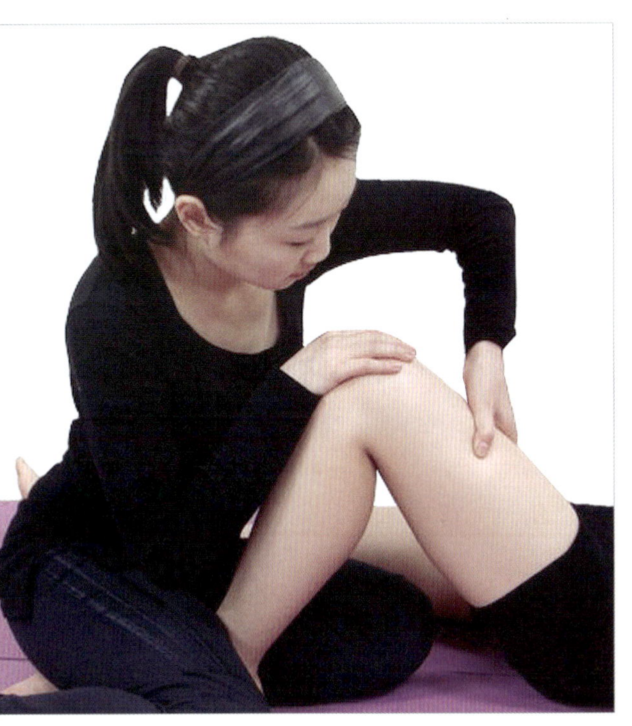
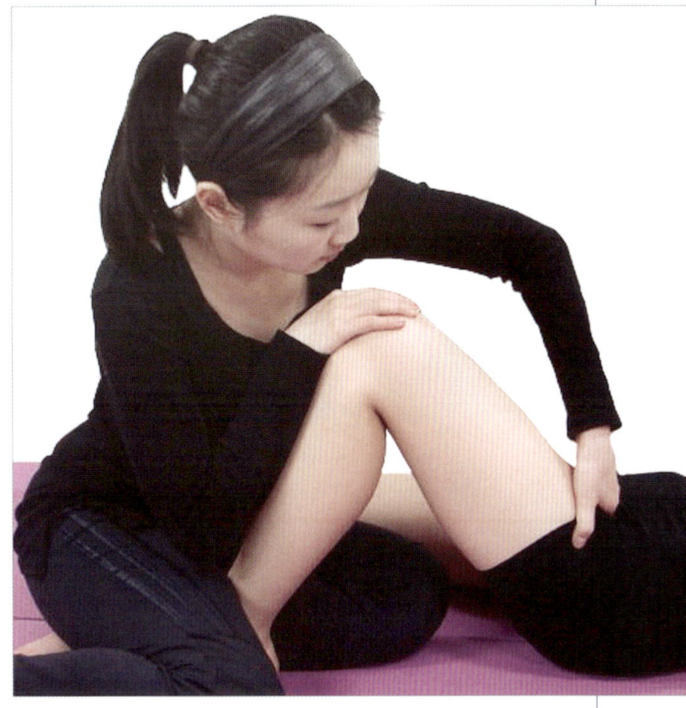

(16) 대퇴 골반 신전 압박법

- **효　능**: 운동 후 근육이 긴장하거나 힘이 없을 때 피로를 풀어준다.
- **부　위**: 대퇴
- **시술법**: ① 피시술자는 한쪽 다리를 굽혀 세우고 시술자는 무릎 꿇은 자세에 서 양다리로 피시술자의 발을 내리눌러 고정한다.

  ② 시술자는 양 손가락을 서로 교차하여 그 사이에 대퇴 앞쪽의 근육 을 끼워 넣고 내리누른다.
- **요　령**: 점차 힘을 가하면서 조여주어야 하며 무릎 위에서 대퇴 근부 쪽으로 시술한다.

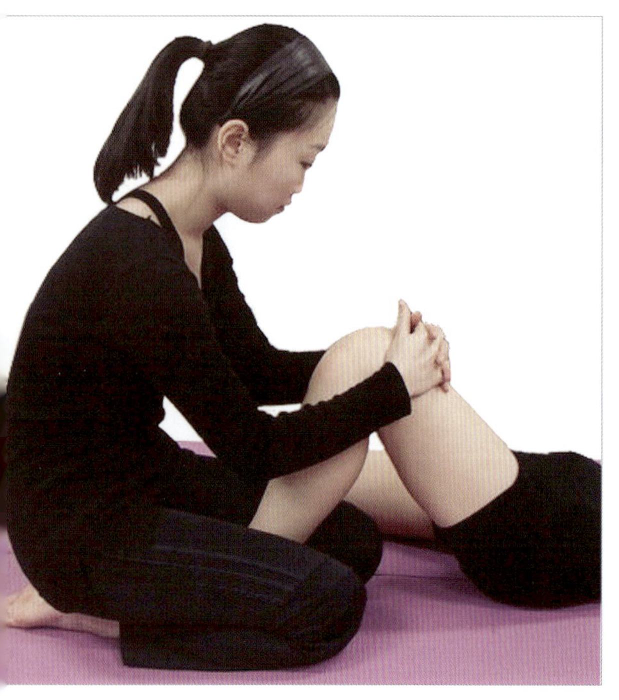
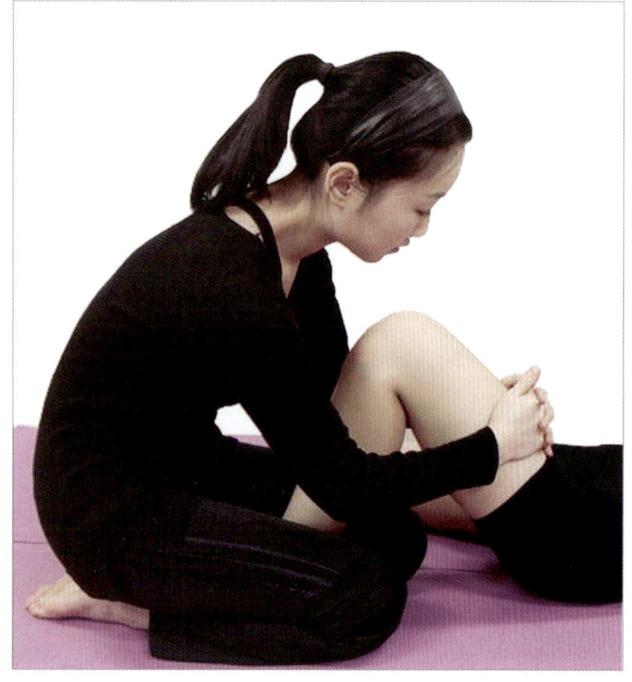

(17) 비장근 신전법

- 효 능: 긴장된 종아리 근육을 풀어준다.
- 부 위: 종아리
- 시술법: ① 시술자와 피시술자의 자세는
  옆의 사진과 같다.
  ② 시술자는 한 손으로 무릎을 잡
  고 다른 손바닥으로 종아리 뒤쪽
  근육을 바깥쪽으로 끌어당긴다.
- 요 령: 손바닥 전부를 이용해 시술해야
  한다.

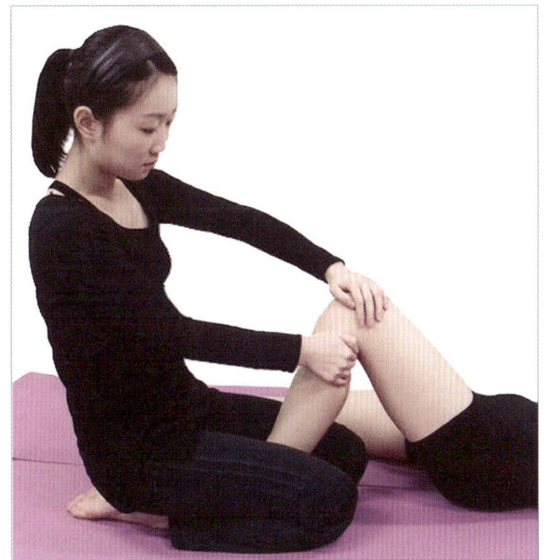

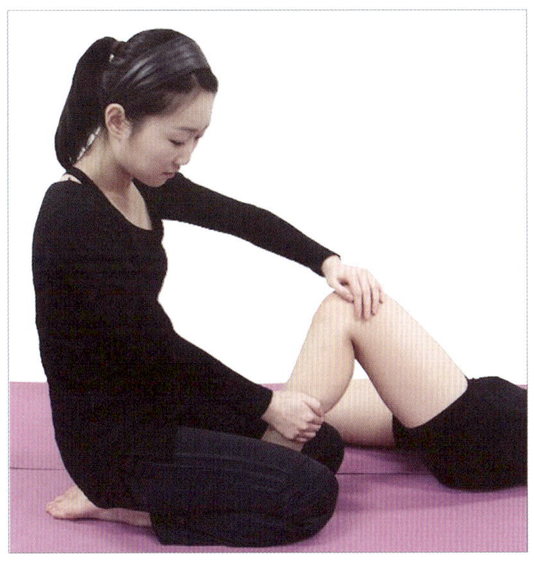

(18) 견인 족심법

- 효 능: 근육의 경련을 없애주고 근육의 긴장을 풀어준다.
- 부 위: 발목, 대퇴
- 시술법: ① 시술자는 앉은 자세에서 양손으로 피시술자의 발목을 잡는다.
  ② 한 발로는 피시술자의 오금 부위를 밀어주고 다른 발바닥으로 오금과 대퇴 근부까지 밟아준다.
- 요 령: 발바닥으로 밟아주어야 하며 너무 세게 견인하지 말아야 한다.

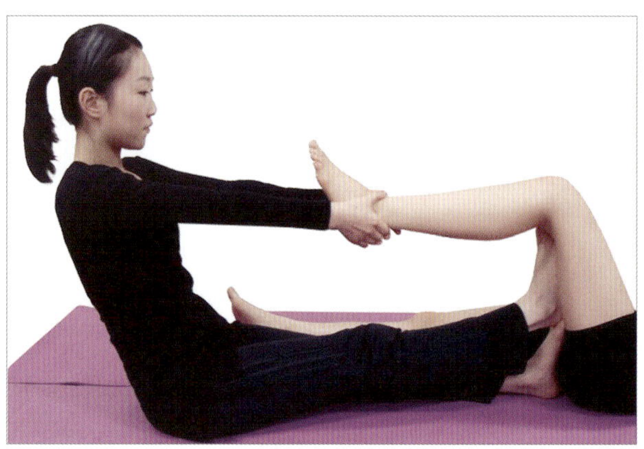

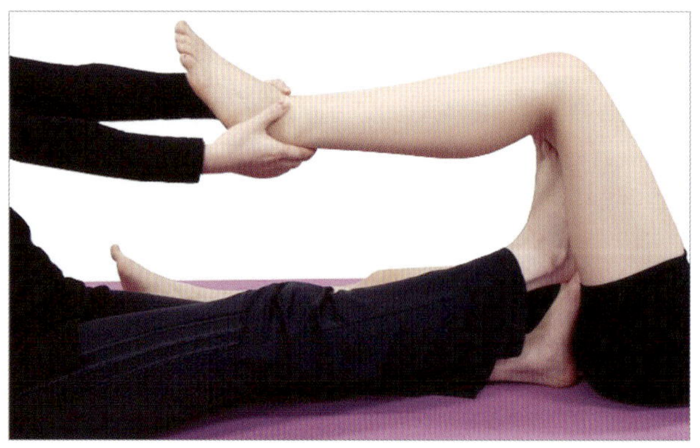

(19) 대퇴 신전 유념법

- **효　능**: 하지가 힘없고 근육이 위축될 때 근육조직의 활동을 활성화한다.
- **부　위**: 대퇴
- **시술법**: ① 시술자는 한쪽 다리를 꿇고 앉는다.

　　　　② 피시술자는 한쪽 다리를 펴서 시술자의 꿇지 않은 다리 위에 놓는다. 시술자는 한 손으로 발목을 잡고 다른 손바닥으로 대퇴 앞쪽의 근육을 대퇴 근부 쪽으로 눌러준다.

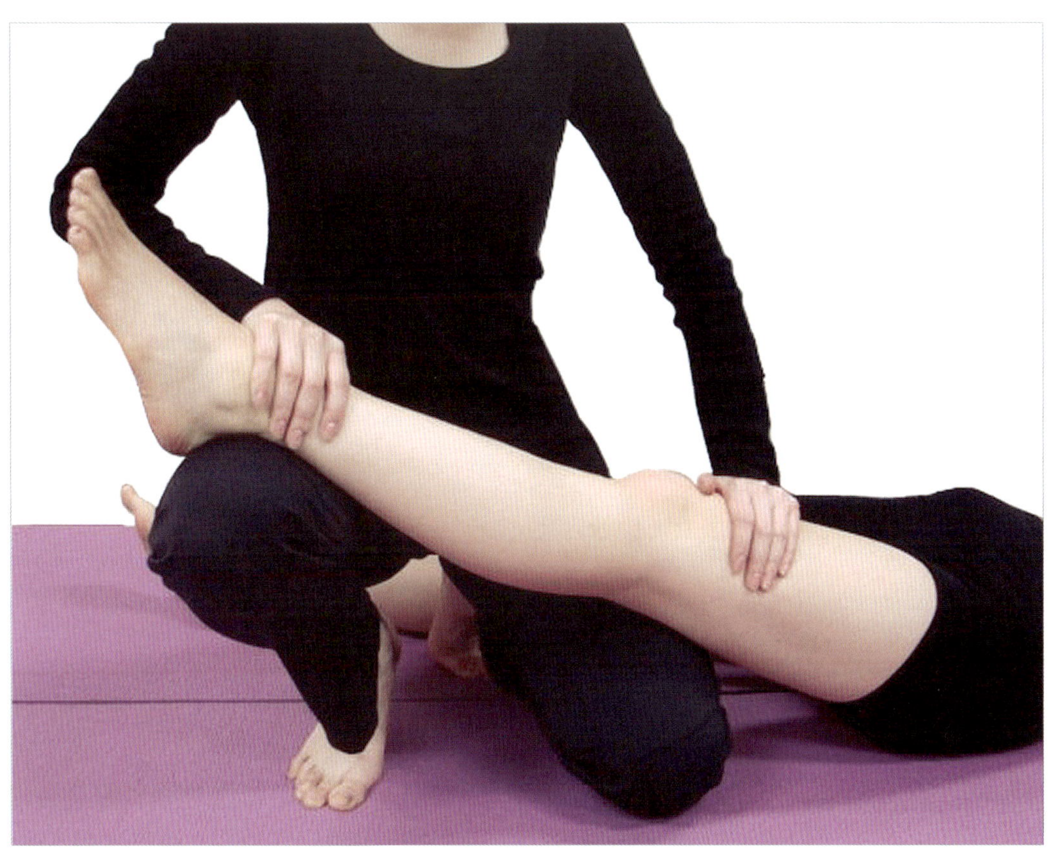

(20) 슬관절 압박법

- **효　능**: 관절을 풀어준다. 주로 요관 슬관절 활동장애를 예방 치료한다.
- **부　위**: 하지
- **시술법**: ① 피시술자는 똑바로 누운 자세를 취하고 시술자는 한쪽 다리를 마주하고 무릎 꿇고 앉는다.
　　　　② 시술자는 한 손으로 피시술자의 무릎을 잡고 다른 손으로 발목을 잡고 피시술자의 무릎과 요관의 관절을 굽히게 한 다음 눌렀다가 다시 펴준다.
- **요　령**: 동작은 연관성이 있어야 하며 난폭하게 시술하지 말아야 한다.

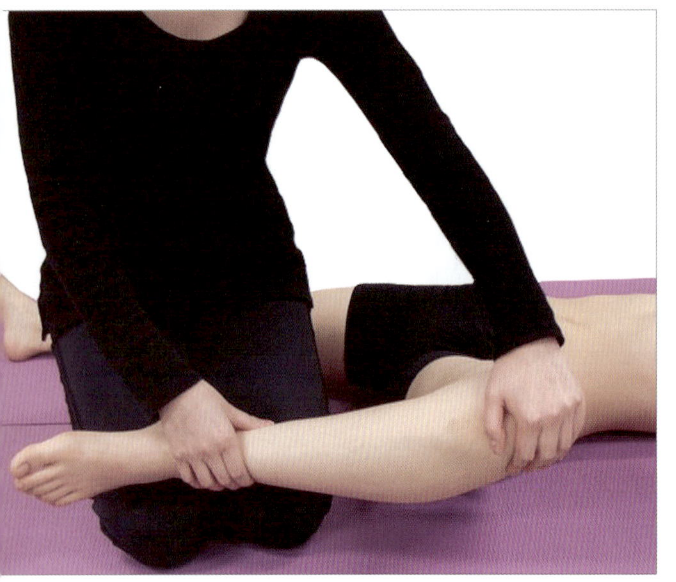
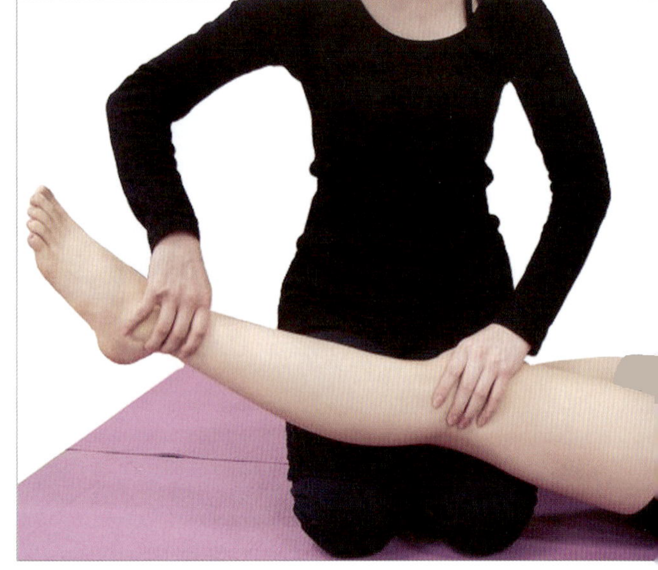

(21) 무릎 신전 유념법

• 효　능: 근건을 펴주고 활동력을 촉진한다. 무릎관절 굴신장애가 있을 때 사용한다.
• 부　위: 무릎관절
• 시술법: ① 피시술자는 두 다리를 펴서 눕고 시술자는 바르게 선 상태에서 마주 선다.
　　　　 ② 시술자는 허리를 굽혀 피시술자의 두 다리를 들어 자신의 대퇴 근부에 놓고 손바닥
　　　　 으로 무릎을 아래로 내리누른다.
• 요　령: 몸을 앞으로 기울이면서 무릎을 내리눌러야 하는데 피시술자의 상황에 따라 힘을 조절
　　　　 해야 한다.

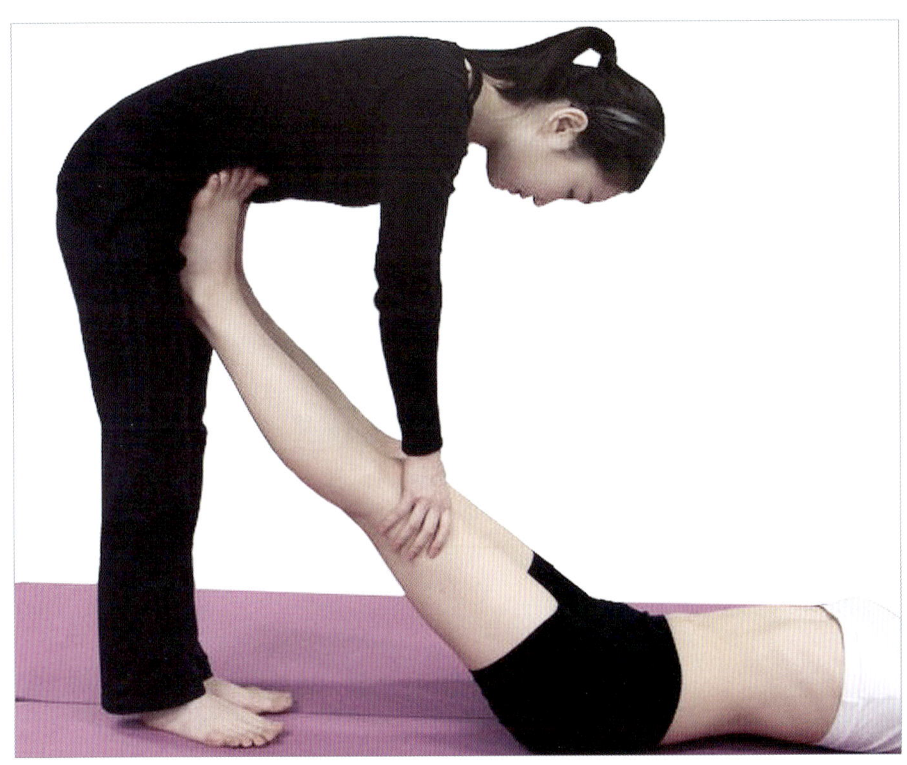

3) 상지부 마사지

(1) 견전 압박법

- **효　능**: 혈액순환을 촉진한다. 어깨가 아프고 쑤시고 상했을 때 적용한다.
- **부　위**: 어깨
- **시술법**: ① 피시술자는 두 팔을 자연스럽게 펴서 눕고 시술자는 시술할 팔 옆
　　　　에 무릎 꿇고 앉는다.
　　　　② 한 손으로 피시술자의 손목을 잡고 다른 손 장근으로 어깨 앞쪽을
　　　　수직으로 압박한다.
- **요　령**: 어깨와 몸통이 접근한 부위를 압박한다.

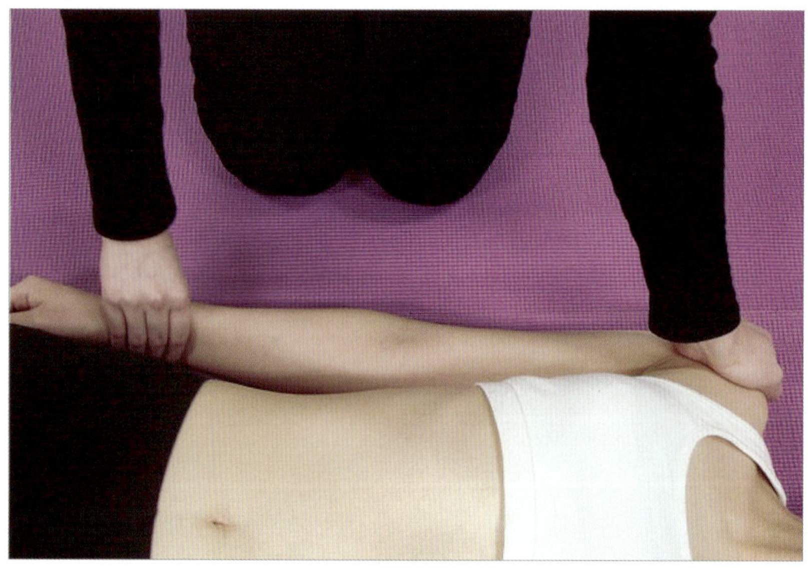

(2) 상지 내측 압박법

- 효　능: 팔 안쪽 근육을 풀어준다. 팔이 저리고 아프거나 굴신장애가 있을 때 효과적이다.
- 부　위: 상지
- 시술법: ① 시술자와 피시술자의 자세는 아래 그림과 같다.
　　　　② 시술자는 한 손으로 팔목을 잡고 다른 손의 모지 지복으로 어깨 쪽부터 팔목까지 내려오면서 지압한다.
- 요　령: 지복으로 천천히 내려오면서 찡할 정도로 시술한다.

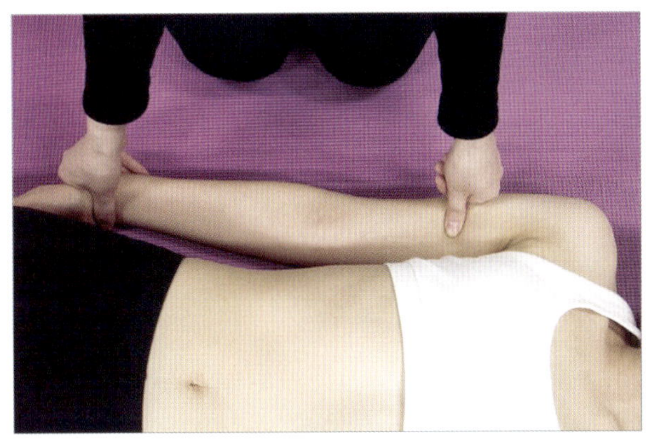

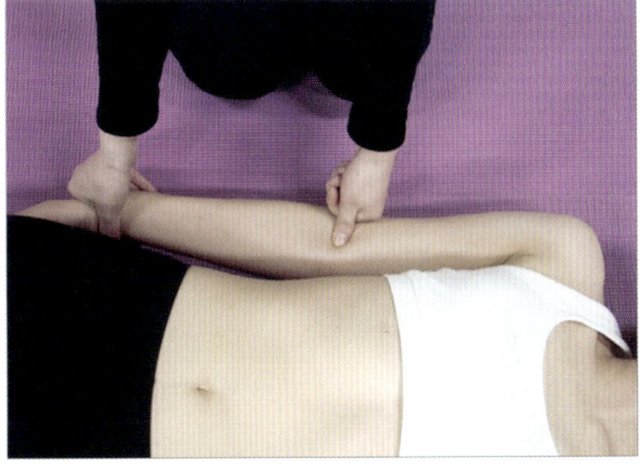

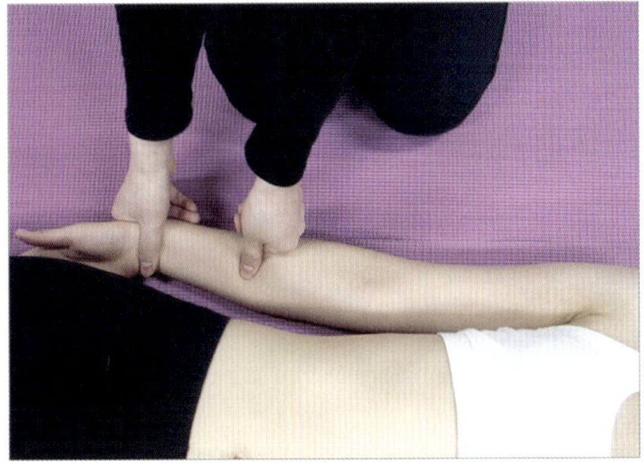

(3) 손바닥 경찰법

- **효　능**: 말초신경의 혈액순환을 촉진한다. 손바닥이 저리거나 아프고 손이 차가울 때 효과적이다.
- **부　위**: 손바닥
- **시술법**: ① 피시술자는 팔을 굽혀 손목을 뒤로 젖혀서 손바닥을 위로 향하게 하고 시술자는 그 옆에 무릎 꿇고 앉는다.
  ② 시술자는 양손 모지 지복을 가지런히 놓고 손바닥 근부로부터 부채모양으로 경찰한다.
- **요　령**: 손바닥에 마사지 크림을 바르고 천천히 부드럽게 시술해야 한다.

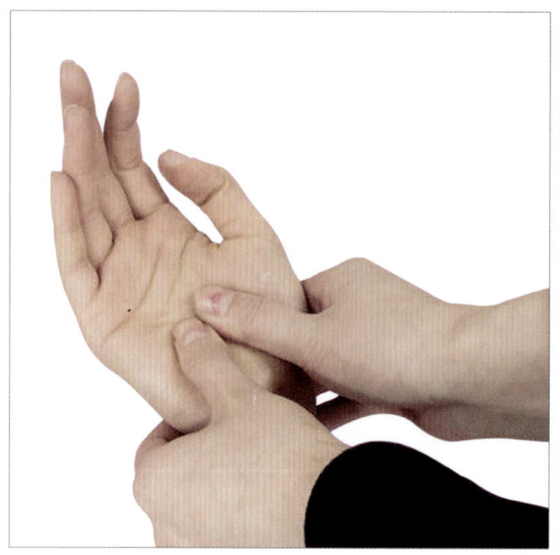
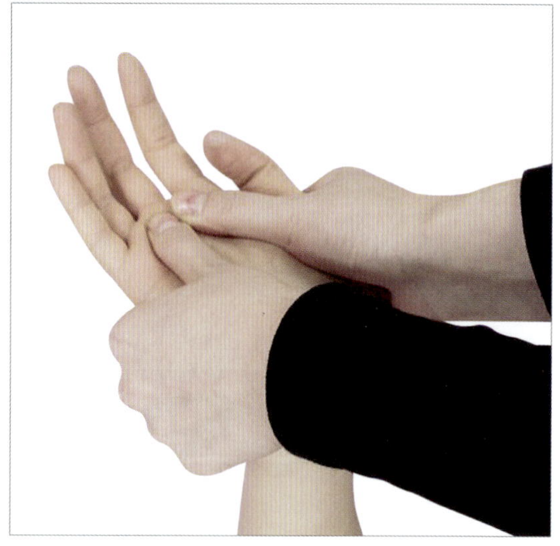

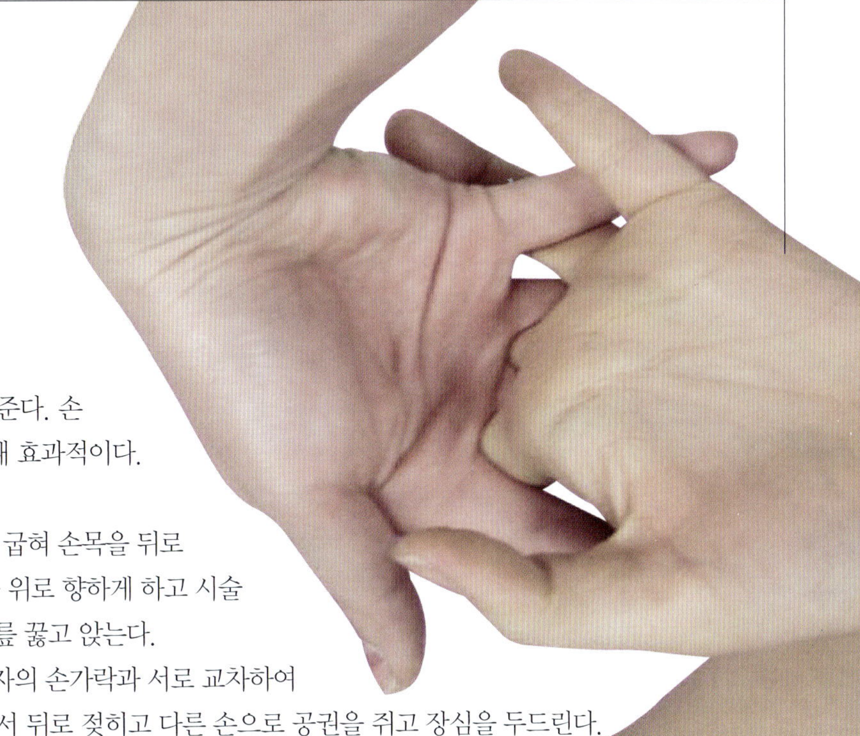

(4) 손바닥 고타법

- **효　능**: 근육의 경련을 막아준다. 손
  이 저리고 경직할 때 효과적이다.
- **부　위**: 장심
- **시술법**: ① 피시술자는 팔을 굽혀 손목을 뒤로
  젖혀서 손바닥을 위로 향하게 하고 시술
  자는 그 옆에 무릎 꿇고 앉는다.
  ② 시술자는 피시술자의 손가락과 서로 교차하여
  끼고 흔들어주면서 뒤로 젖히고 다른 손으로 공권을 쥐고 장심을 두드린다.
- **요　령**: 손목을 지나치게 뒤로 젖혀서는 안된다.

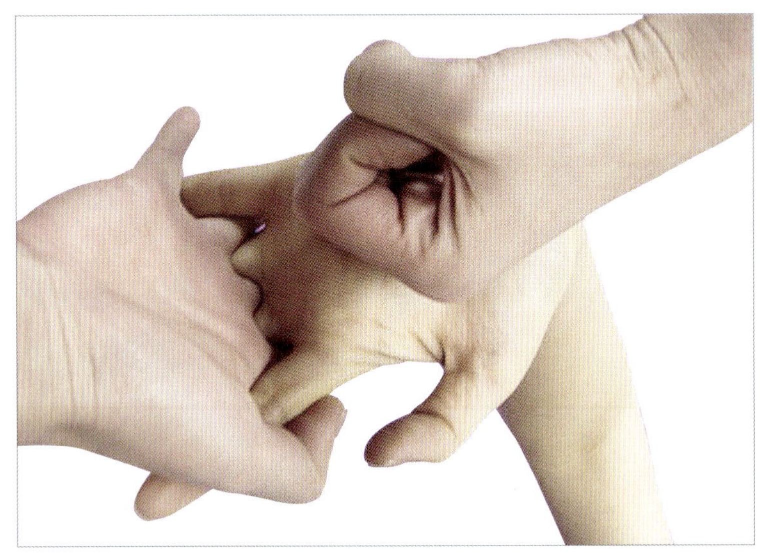

(5) 상완 내측 압박법

- **효　능**: 상완의 피로를 풀어준다.
- **부　위**: 상완
- **시술법**: ① 피시술자는 상완을 굽혀 들고 손바닥을 침대 위에 놓는다.
  ② 시술자는 한 손으로 팔꿈치를 잡고 다른 손 모지 지복으로 상완 내측 팔꿈치부터 겨드랑이까지 지압한다.
- **요　령**: 피시술자의 팔꿈치를 너무 세게 내리누르면 안된다.

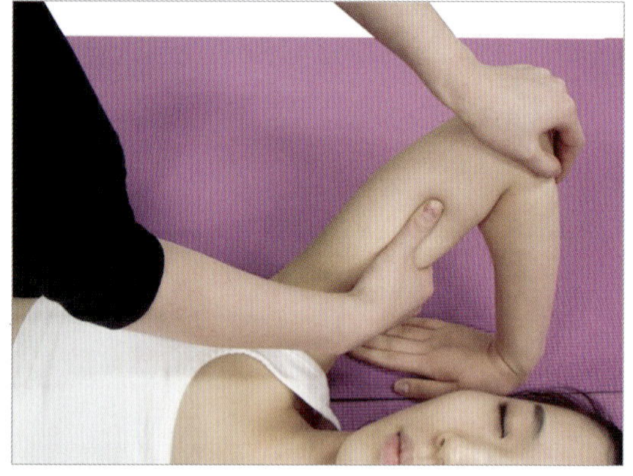

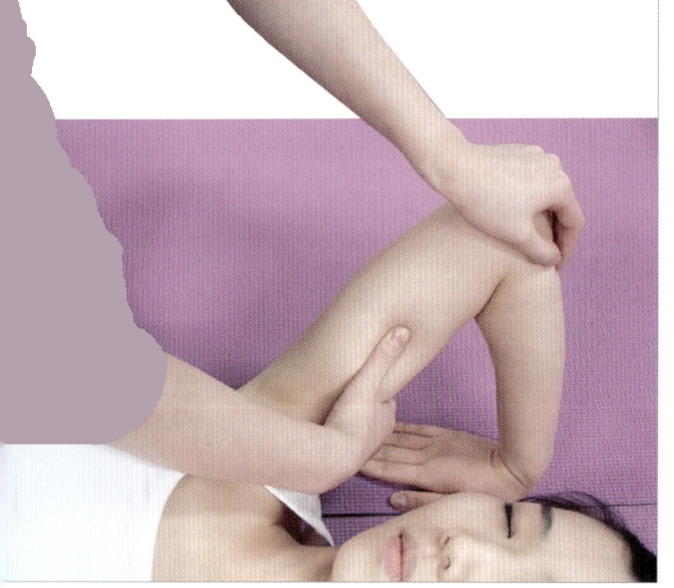

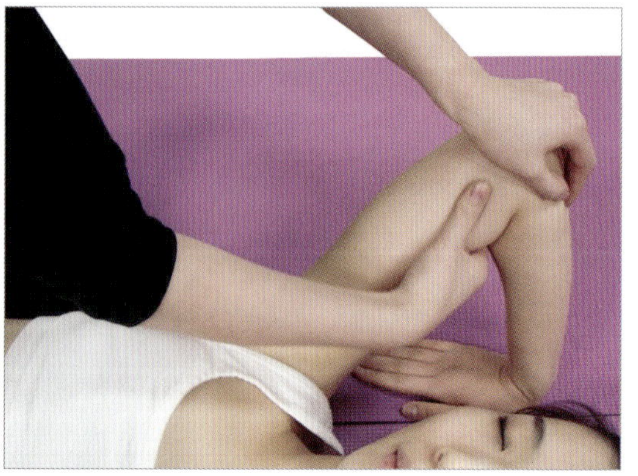

(6) 팔꿈치 점압 굴신법

- 효　능: 팔꿈치의 관절기능을 회복한다.
- 부　위: 팔꿈치
- 시술법: ① 시술자는 피시술자의 팔 옆에 무
　　　　　릎 꿇고 앉는다.
　　　　　② 시술자는 한 손으로 피시술자의
　　　　　손을 잡고 다른 손으로 팔꿈치를 받
　　　　　쳐 들고 모지 지복으로 곡단을 점압
　　　　　하면서 굽혔다 폈다 한다.
- 요　령: 굴신운동을 할 때는 자연스럽게 해야
　　　　　지 난폭하게 잡아당기면 안된다.

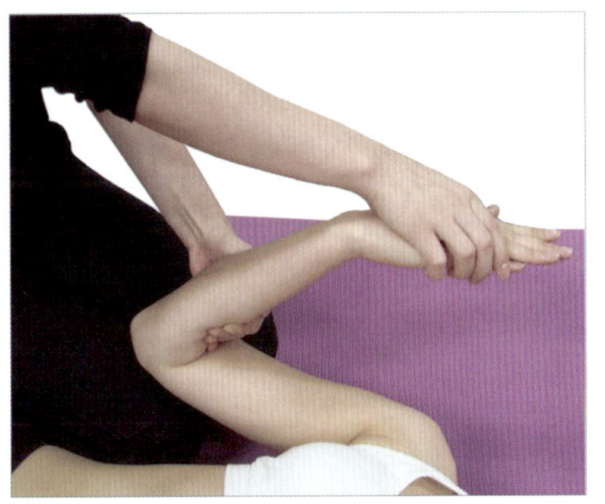

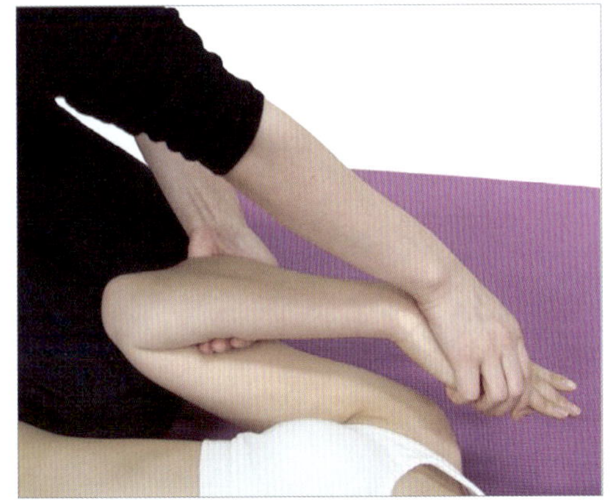

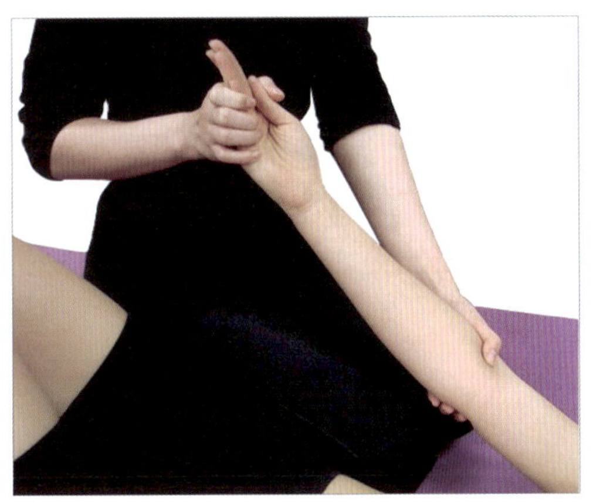

2. 옆으로 누운 자세

1) 하지부 마사지

(1) 대둔부, 대퇴 후측 안압법

- **효 능**: 대퇴와 아랫다리 후측 근육을 풀어준다. 하지 굴신장애에 쓰인다.
- **부 위**: 하지
- **시술법**: ① 피시술자는 옆으로 누워 한쪽 다리를 굽히고 시술자는 피시술자의 다리 사이에 무릎 꿇고 앉는다.
  ② 시술자는 양 모지를 마주 대고 아랫다리 측면의 뼈와 뼈 사이 틈을 따라 위로 대퇴 후측과 둔부까지 안압한다.
- **요 령**: 피시술자가 약간 통증을 느낄 정도로 시술한다.

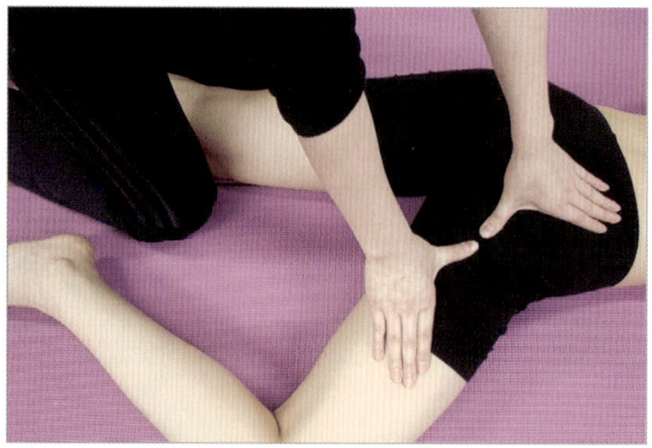

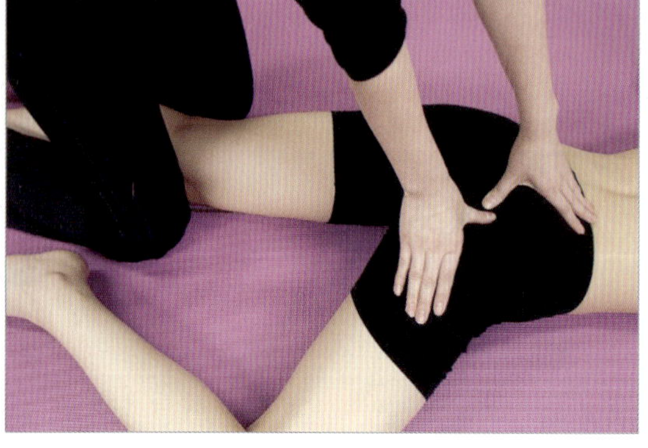

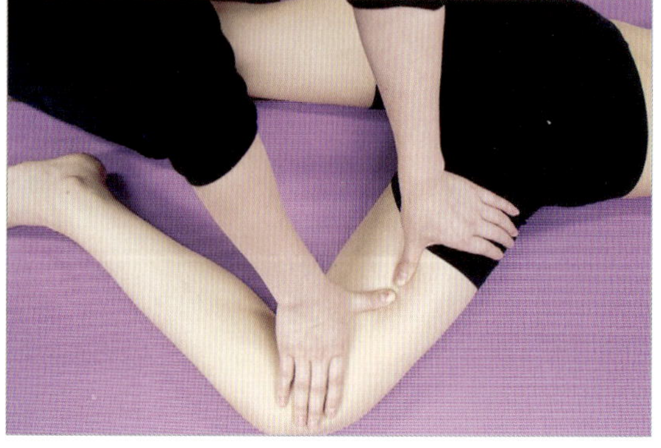

(2) 대퇴 족심법

- **효 능**: 둔부와 대퇴 후측의 근육을 풀어준다.
- **부 위**: 대퇴
- **시술법**: ① 피시술자는 한쪽 다리를 굽히고 시술자는 다리 사이에 마주 앉는다.
  ② 시술자는 한 손으로 피시술자의 굽힌 다리 발목을 잡고 다른 손으로 반대쪽 아랫다
  리를 잡는다. 한쪽 발은 굽힌 다리의 오금 위에 놓고 다른 발로 둔부 근육부터 대퇴후부
  근육까지 밟는다.
- **요 령**: 족근으로 세게 밟아 자극을 준다.

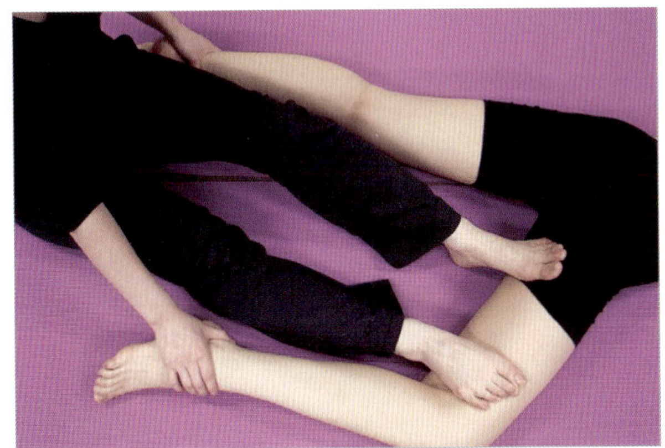
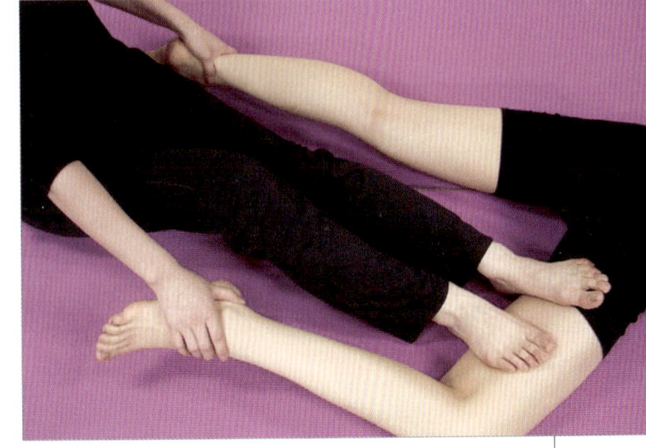

2) 배부 마사지

(1) 경부 유념법

- **효 능**: 경부 근육경련을 제거한다. 경부 굴신장애와 잘 쓰지 못하는 등에
  적용한다.
- **부 위**: 목덜미
- **시술법**: 시술자는 피시술자의 뒤에 무릎 꿇고 앉아서 한 손으로 피시술자의
  어깨를 잡고 다른 손으로 목 뒤쪽 근육을 유념한다.
- **요 령**: 가볍게 유념한다.

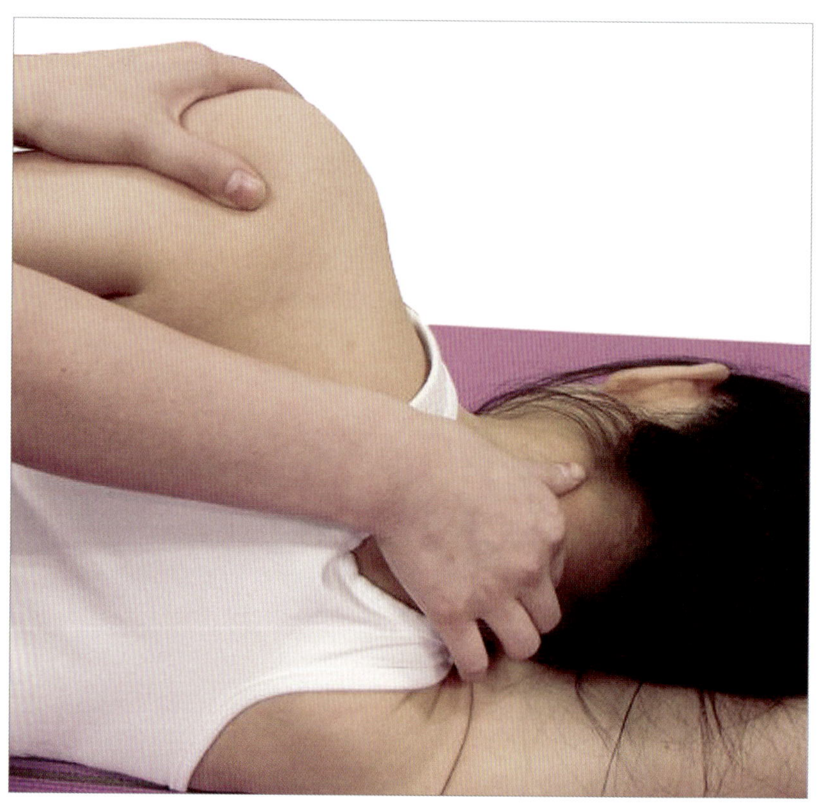

(2) 배부 압박법

- **효　능**: 배부근육의 경련을 제거한다. 배부근육이 굳어있거나 아픈 증상을 치료한다.
- **부　위**: 배부
- **시술법**: ① 옆으로 누운 자세에서 시술자는 피시술자의 어깨를 한 손으로 잡고 다른 손으로 관골을 잡는다. 슬관절을 피시술자의 배부에 대고 위에서 내려오면서 차례로 누른다.
  ② 손바닥으로 배부를 가볍게 문지른다.
- **요　령**: 힘을 잘 조절하여 너무 세게 시술하지 말아야 한다.

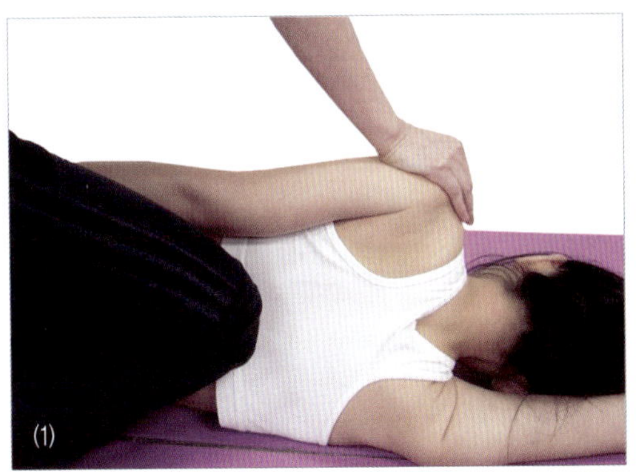
(1)

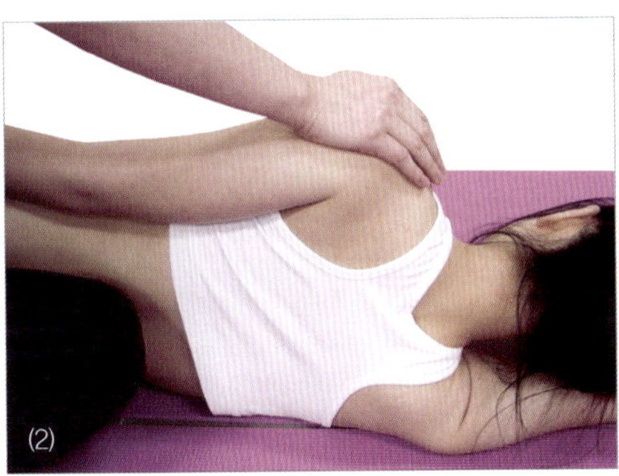
(2)

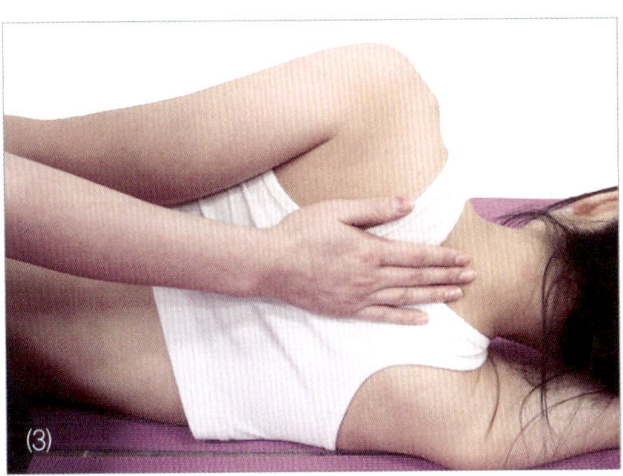
(3)

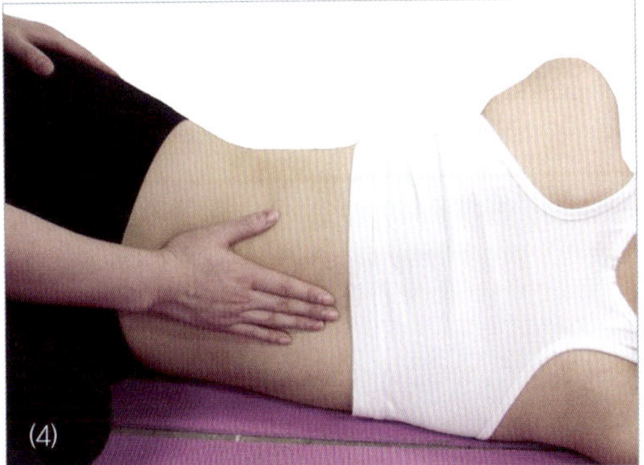
(4)

(3) 요부 회전법

- 효　능: 근육경련을 제거하고 요부통증을 완화시킨다. 요추간판 돌출증에 쓰
인다.
- 부　위: 요부
- 시술법: ① 피시술자는 옆으로 누운 자세이고 시술자는 뒤에 무릎 꿇고 앉는
다.
② 시술자는 한 손으로 피시술자의 둔부를 잡고 다른 손으로 어깨를
잡고 서로 상반된 방향으로 비틀어서 허리에서 소리가 나게 한다.
- 요　령: 피시술자는 몸을 느슨하게 풀고 시술자와 호흡을 잘 맞춰야 한다.

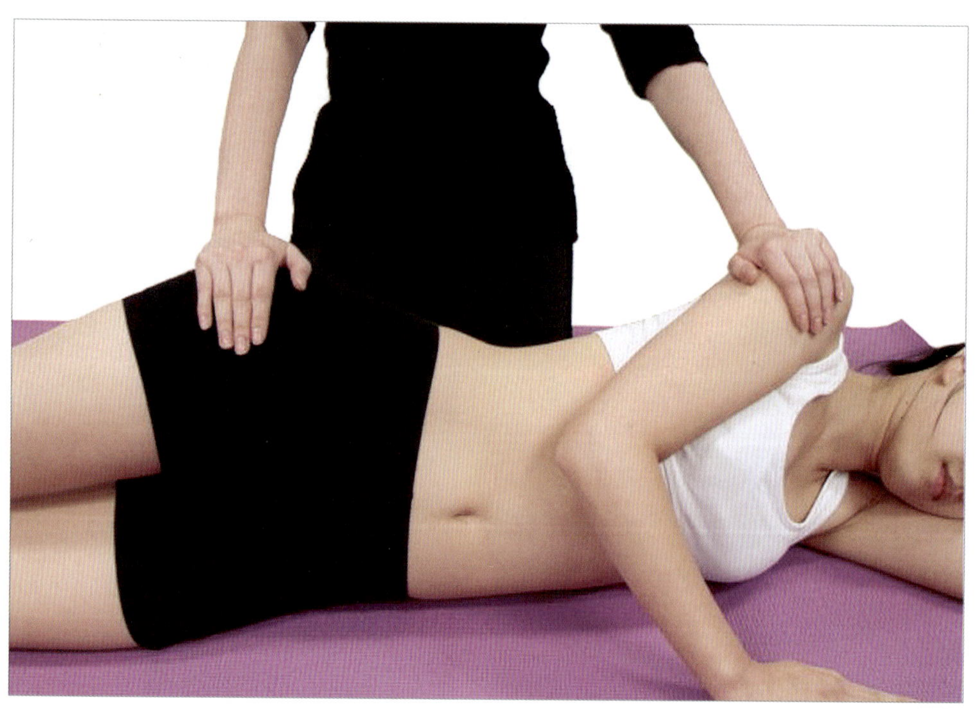

(4) 골반 회전법

- **효　능**: 관관절의 활동력을 높여준다. 관관절의 활동장애에 쓰인다.
- **부　위**: 관관절
- **시술법**: ① 피시술자는 옆으로 누운 자세이고 시술자는 한쪽 무릎을 꿇고 다른 다리는 굽힌다.
  ② 시술자는 한 손으로 피시술자의 어깨를 잡고 굽힌 다리로 요저부를 받쳐준다. 다른 손으로 피시술자의 다리오금을 잡고 들어서 돌린다.
- **요　령**: 점점 크게 돌려서 관관절을 충분히 움직이게 한다.

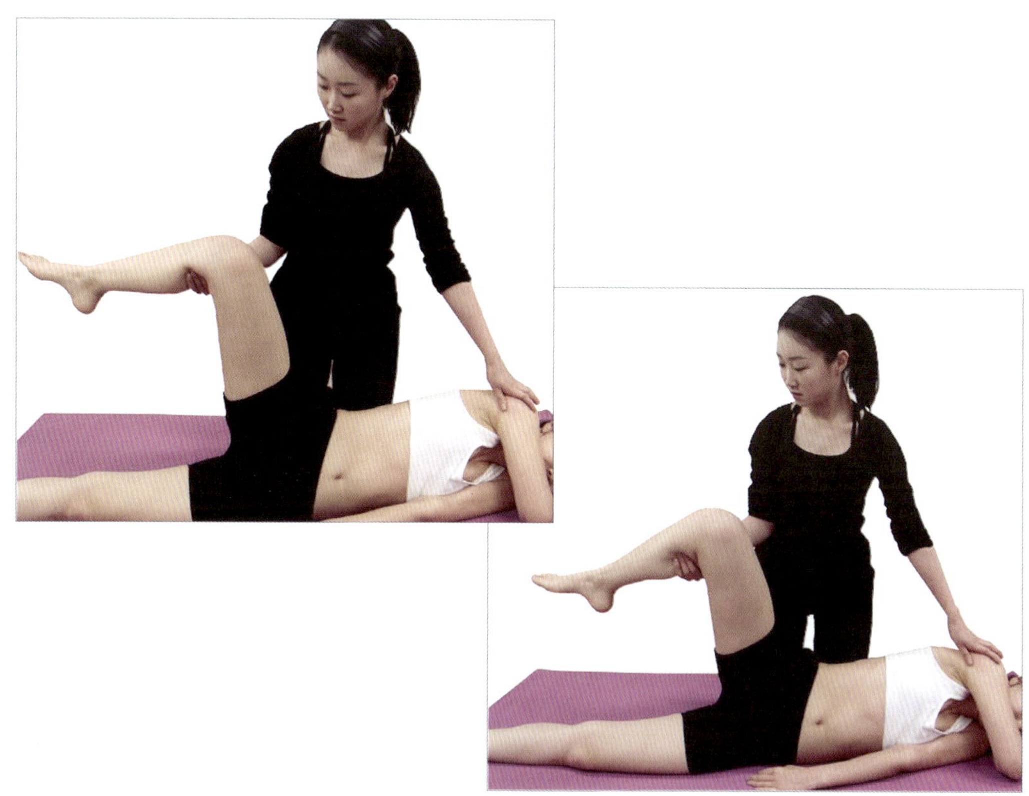

3) 상지부 마사지

(1) 상지 견인법

- **효　능**: 상지근육을 쭉 펴준다. 상지 굴신장애, 통증, 기력이 없는 증세를 치료한다.
- **부　위**: 상지
- **시술법**: 시술자는 피시술자의 뒤에 서서 한 발로 피시술자의 대둔부를 딛고 양손으로 피시술자의 반대쪽 손가락을 잡고 견인한다.
- **요　령**: 난폭하게 견인하면 근육이나 관절 손상이 있을 수 있으니 점차 세게 시술한다.

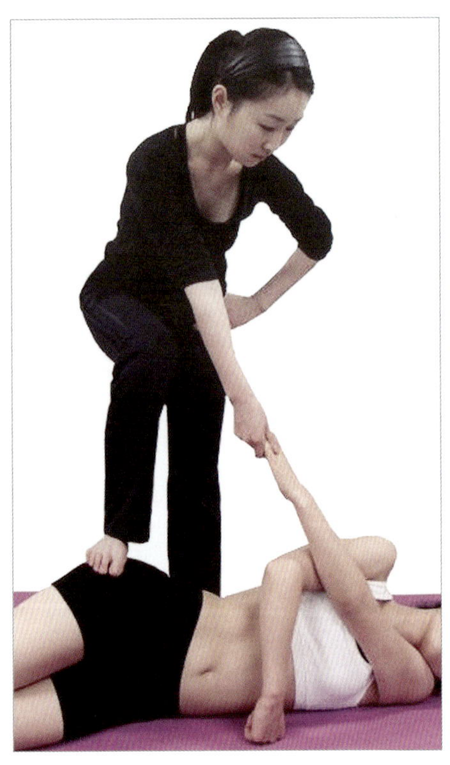 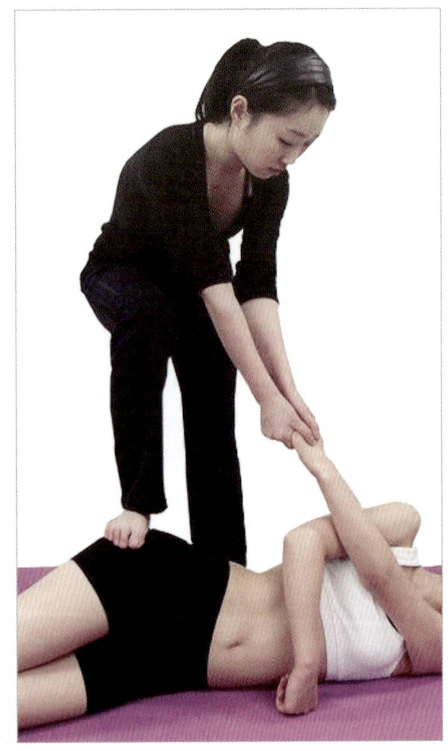

3. 엎드린 자세

1) 요부 압박법

- **효　능**: 요부 근육경련을 제거한다. 요통, 활동장애, 요돌증 등을 예방 치료한다.
- **부　위**: 요부
- **시술법**: 시술자는 피시술자의 둔부 위에 무릎 꿇고 앉는다. 시술자는 양 장근을 마주 대고 허리 가운데부터 양쪽으로 안압하고 다시 돌아오기를 몇 번 반복한다.
- **요　령**: 마사지 크림을 바른 다음 장근으로 피시술자가 약간 통증을 느끼게 자극한다.

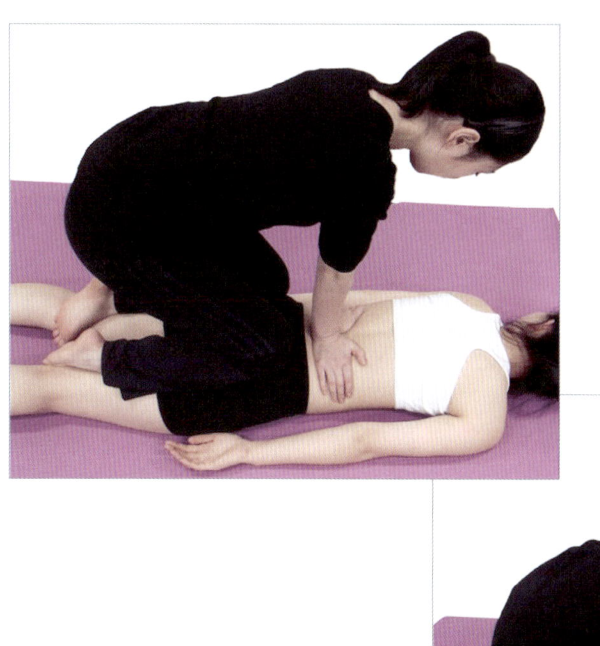

2) 견인 족심법 I

- **효 능**: 배부근육 경련을 제거한다. 배부근육 통증에 쓰인다.
- **부 위**: 배부
- **시술법**: 시술자는 피시술자의 옆에 서서 한 손으로 피시술자의 한쪽 손목을
  잡고 다른 손으로 같은 쪽의 발목을 잡는다. 그런 다음 발바닥으로
  배부근육을 밟아준다.
- **요 령**: 견인과 밟는 동작은 서로 조화를 이루어야 하며 너무 난폭하게 견
  인하거나 밟으면 안된다.

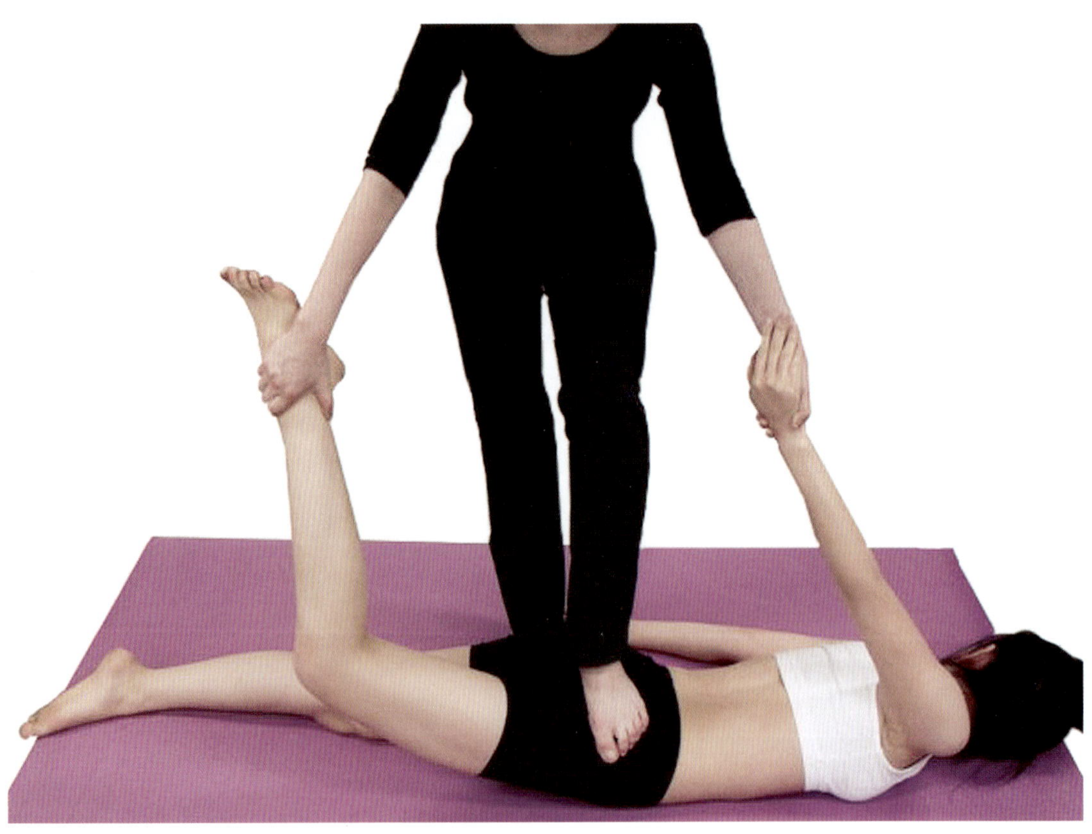

3) 견인 족심법 Ⅱ

- **효 능**: 배부근육을 풀어준다. 배부근육의 통증을 치료한다.
- **부 위**: 배요부
- **시술법**: ① 피시술자는 엎드린 자세이고 시술자는 양다리 사이에 마주 선다.
  ② 시술자는 양손으로 피시술자의 발등을 잡아 아랫다리를 들어올린다. 다음 한쪽 발바
  닥으로 피시술자의 배요부를 위에서부터 내려오면서 차례로 밟아준다.
- **요 령**: 발바닥 전체를 이용하여 적당한 압으로 밟는다.

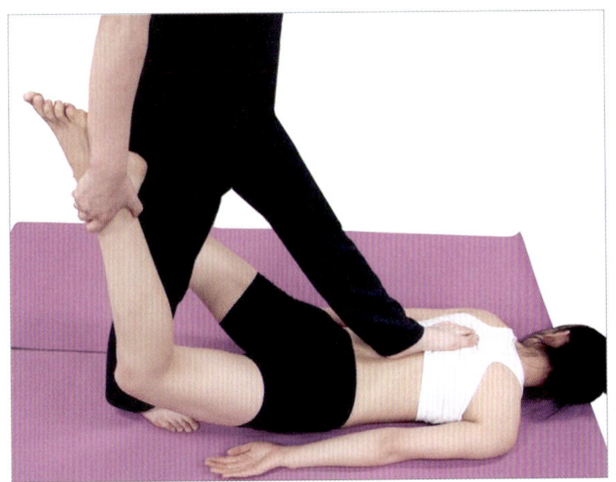

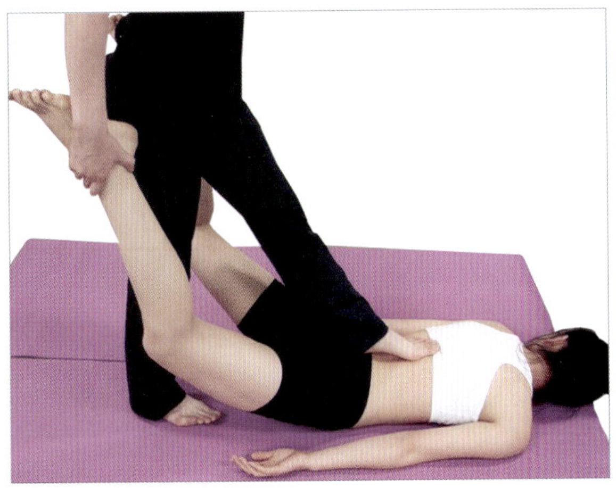

4) 요부·견부 신전법

- **효　능:** 요부근육을 풀어주고 피로를 해소한다. 허리가 뻣뻣하고 아픈 증상을 치료한다.
- **부　위:** 배부
- **시술법:** ① 피시술자는 엎드린 자세에서 양 손가락을 깍지끼어 머리 뒤에 놓는다. 시술자는 피시술자의 둔부에 앉는다.
  ② 시술자는 양손으로 피시술자의 양 팔꿈치를 잡아 뒤로 젖혀 피시술자의 허리를 펴준다.
- **요　령:** 천천히 시술하여 피시술자가 감당할 수 있는 정도로 펴준다.

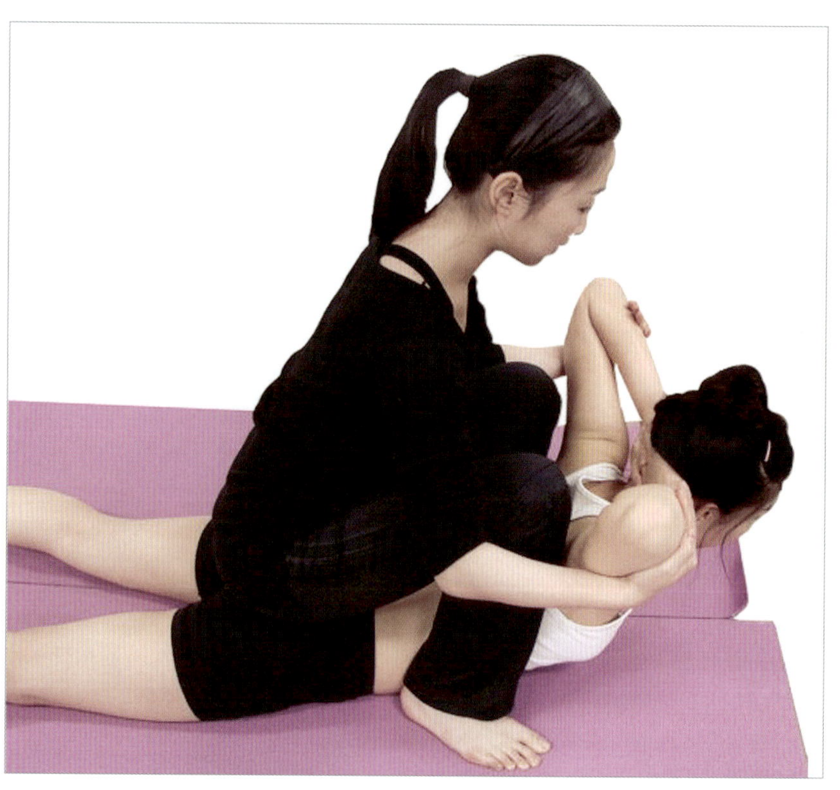

5) 요부 신전법 I

- **효　능**: 엉덩이와 골반을 풀어주고 어깨결림과 견비통을 해소시켜 준다.
- **부　위**: 요부, 견갑부
- **시술법**: ① 피시술자는 다리를 八자로 벌리고 시술자는 피시술자의 둔부를 밟고 선다.
  　　　② 시술자는 피시술자의 손목 또는 손가락을 잡아당겨서 허리를 뒤로 젖힌다.
- **요　령**: 천천히 잡아당기며 피시술자가 견딜 수 있을 만큼 시술한다.

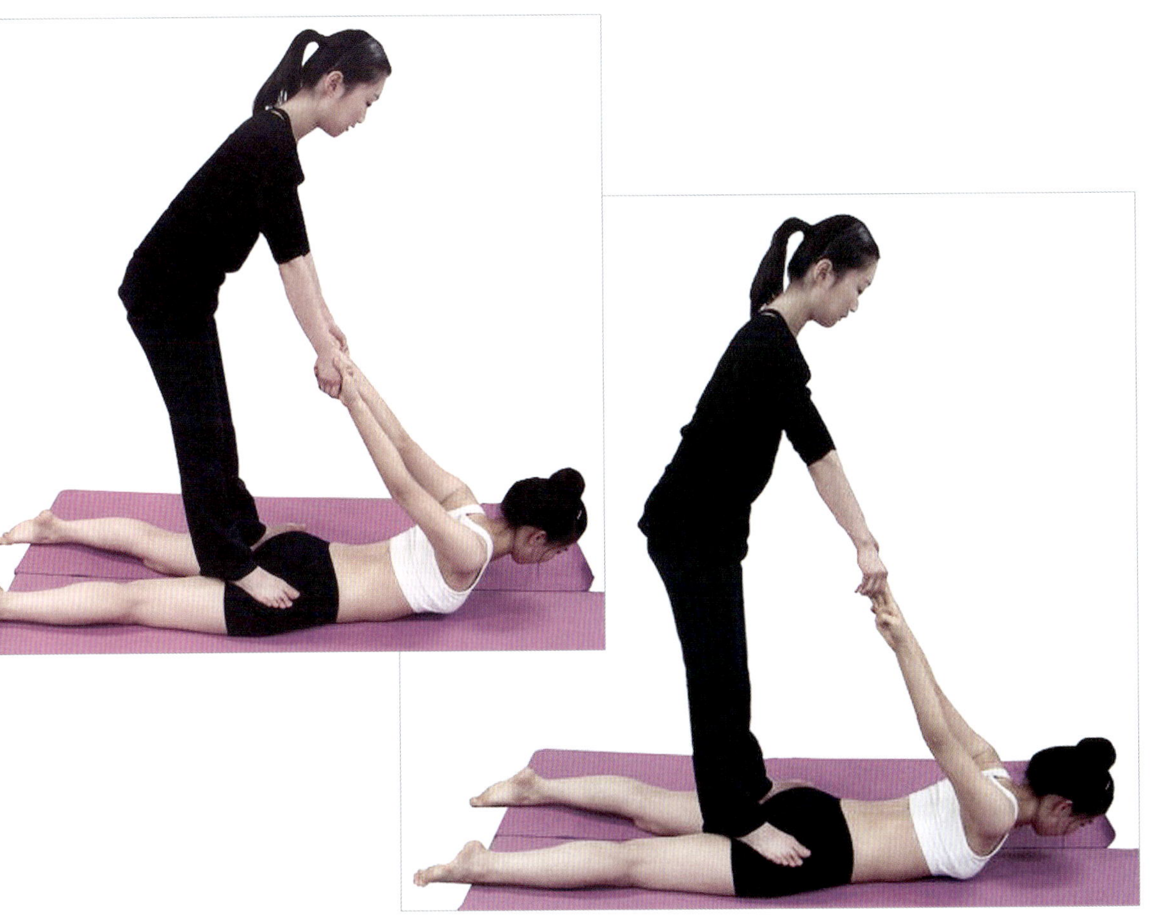

6) 요부 신전법 Ⅱ

- **효　능**: 근골을 풀어주고 관절의 가동성을 촉진한다. 허리가 아프고 잘 쓰지 못할 때 효과가 좋다.
- **부　위**: 근골, 고관절, 요부
- **시술법**: ① 시술자는 피시술자를 등지고 선다.
　　　　　② 시술자는 양손으로 피시술자의 무릎을 잡고 들어올려 겨드랑이에 끼워 피시술자의 허리를 뒤로 젖힌다.
- **요　령**: 천천히 시술하며 피시술자가 견딜 수 있을 만큼 젖힌다.

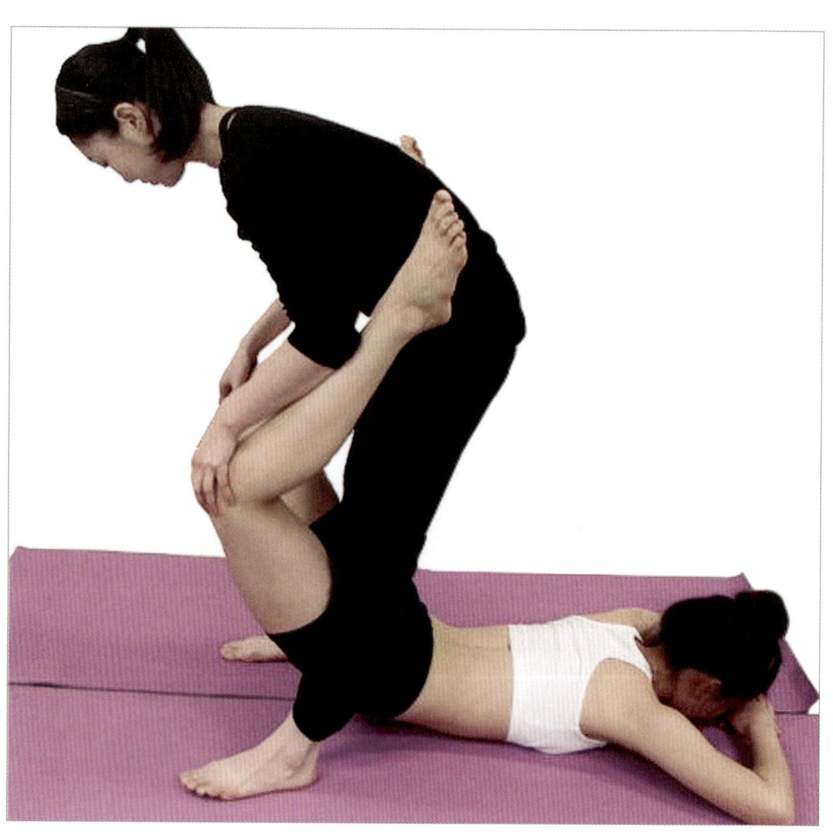

7) 무릎 압박법

- **효　능**: 운동 후 근육이 아프고 피로할 때 해소하는 효과가 있다. 요배부가 뻣뻣하고 아픈 증상을 치료한다.
- **부　위**: 아랫다리
- **시술법**: ① 피시술자는 엎드린 자세에서 편안하게 눕고 시술자는 피시술자의 요저부에 등지고 앉는다.

　　② 시술자는 피시술자의 발목을 양손으로 잡아 세우고 자신의 무릎으로 종아리 근육을 받치고 아래로 누른다.
- **요　령**: 피시술자가 자극을 받을 수 있도록 강하게 시술한다.

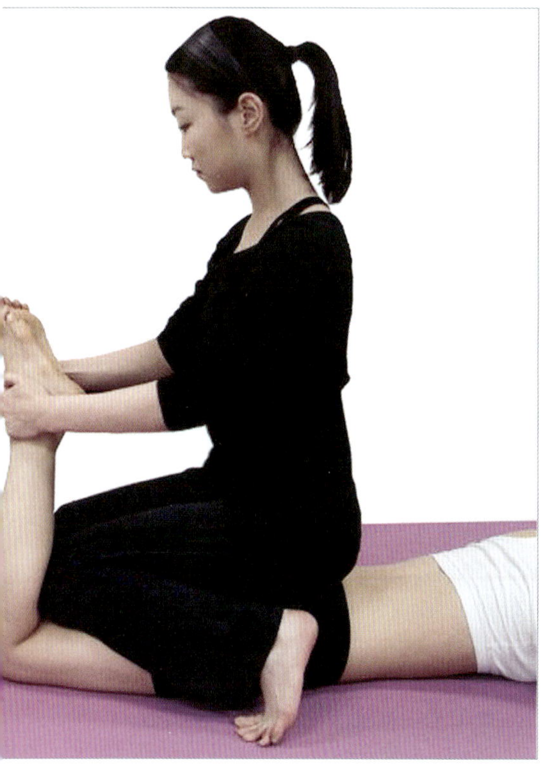
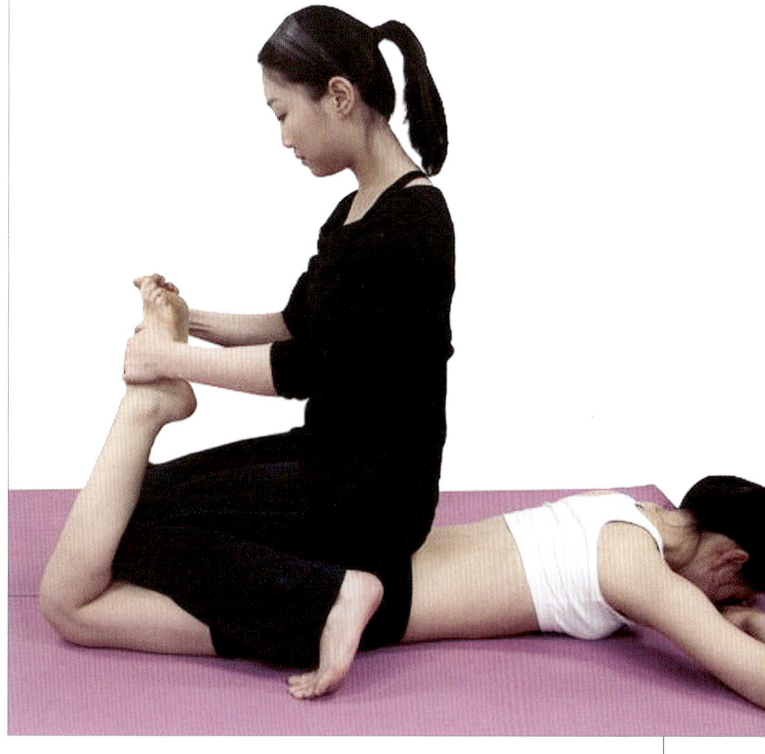

8) 하지장 타법

- **효　능**: 하지 근육의 긴장을 풀어준다. 하지가 아프거나 운동으로 피로하고 뭉쳤을 때 효과적이다.
- **부　위**: 다리
- **시술법**: ① 시술자는 피시술자를 등지고 선다.
  ② 시술자는 허리를 굽히고 한 손으로 피시술자의 무릎을 들어올리고 다른 손 공권으로 무릎 외측에서 대퇴 근부 외측까지 두드린다.
- **요　령**: 천천히 가볍게 두드려야 한다.

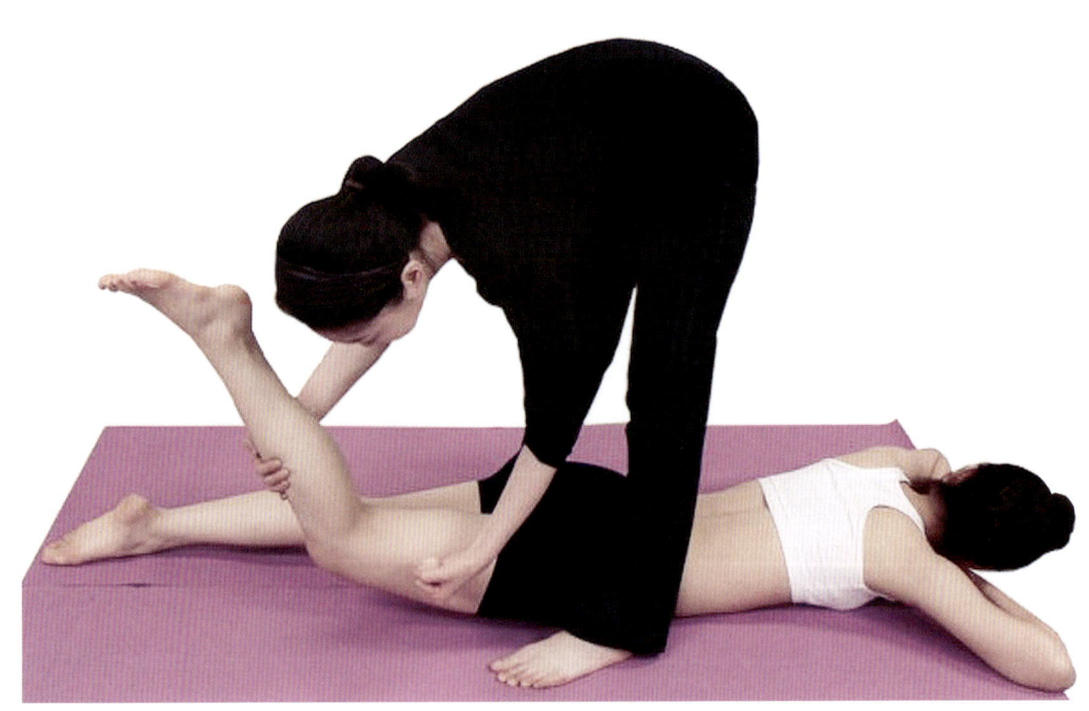

9) 족부 압박법

- **효　능**: 발의 혈액순환을 촉진한다.
- **부　위**: 발
- **시술법**: ① 시술자는 뒤를 향해 선다.
  　　　　　② 시술자는 발 뒤꿈치로 발바닥을 잘 밟는다.
- **요　령**: 오래 밟아주어도 좋다.

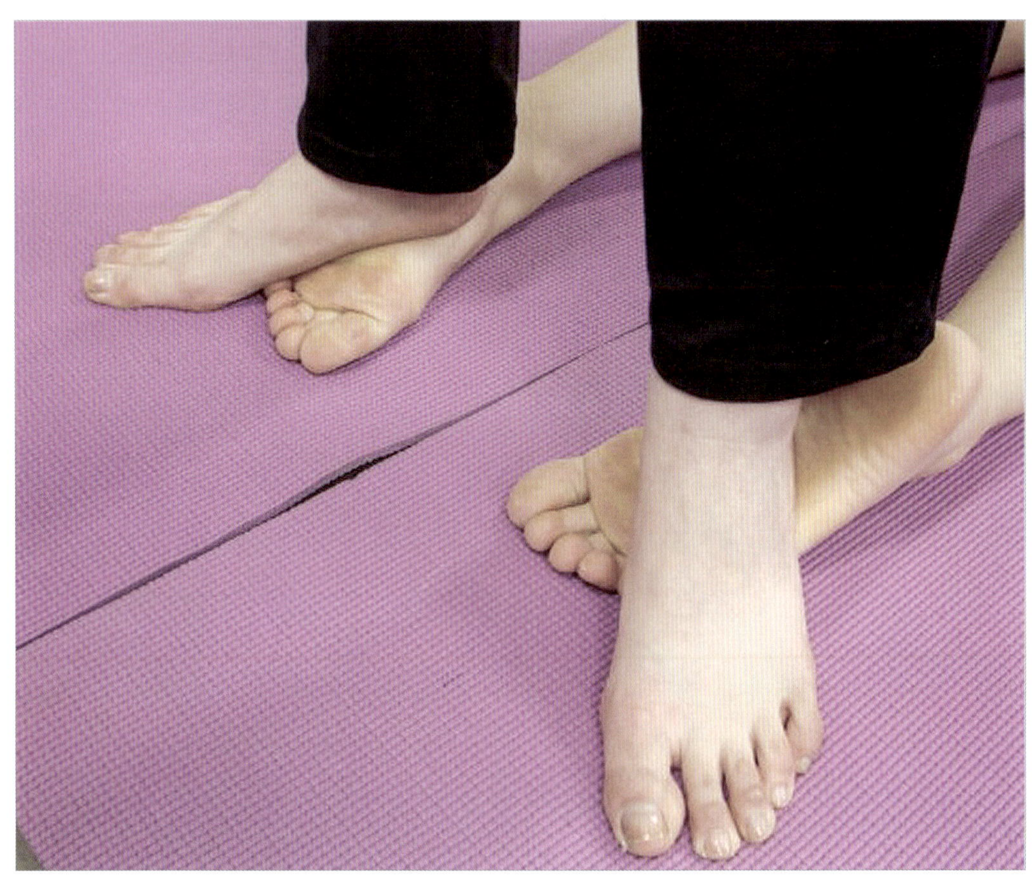

4. 체위별 미용마사지

1) 피시술자와 마주하고 배부 시술하기 Ⅰ

- **효 능**: 관절의 활동력을 촉진하고 근육을 느슨하게 풀어준다. 요통, 굴신 장애가 있을 때 효과적이다.
- **부 위**: 허리
- **시술법**: 피시술자는 똑바로 누운 자세를 취하고 시술자는 무릎을 피시술자 의 요저부에 대고 앉아 피시술자의 양다리와 둔부를 들어올리는데 이때 시술자는 손으로 피시술자의 무릎 양측을 잡아준다.
- **요 령**: ① 이 동작은 다음 동작의 시작 동작이기 때문에 시술자는 무릎으 로 피시술자의 허리를 정확히 받쳐주어야 한다.
  ② 피시술자는 몸의 힘을 최대한 빼고 시술자와 호흡을 잘 맞추어 야 한다.

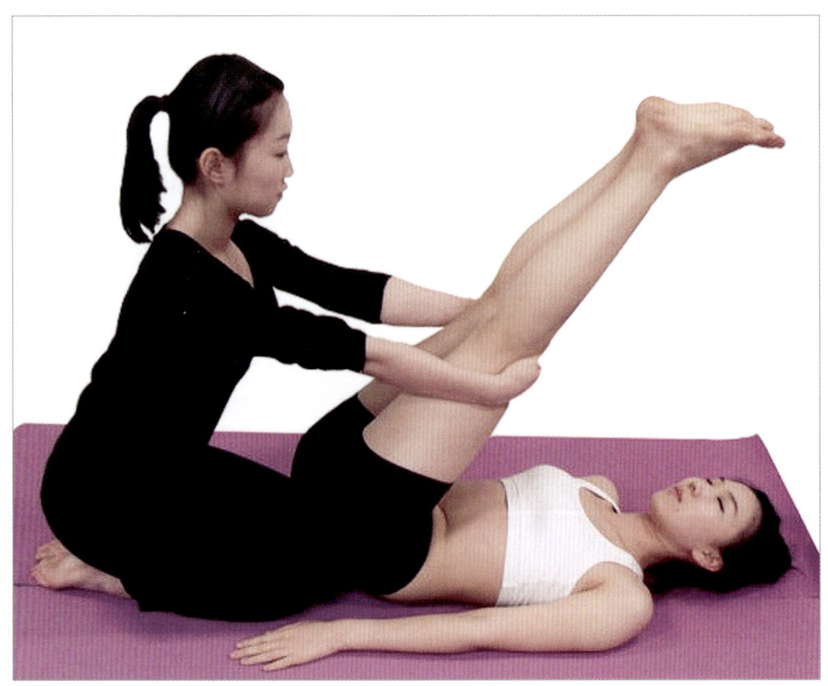

2) 피시술자와 마주하고 배부 시술하기 Ⅱ

- **효　능**: 관절의 활동력을 촉진하고 근육을 느슨하게 풀어준다. 요통, 굴신장애가 있을 때 효과
  적이다.
- **부　위**: 허리
- **시술법**: 이 동작은 앞 동작의 연속동작이다. 시술자는 뒤로 천천히 똑바로 누운 자세를 취하면서
  무릎을 들어 피시술자의 허리를 받쳐준다. 피시술자의 다리는 자연스럽게 시술자의 신
  체 양측에 놓이게 되고 시술자는 피시술자의 손목을 잡아 활모양의 자세를 유지한다.
- **요　령**: 천천히 시술하며 시술자의 무릎으로 피시술자의 허리를 편안하게 받쳐주어야 한다.

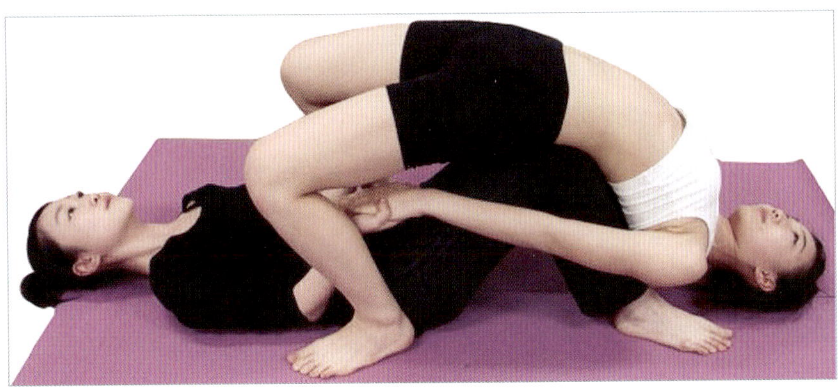

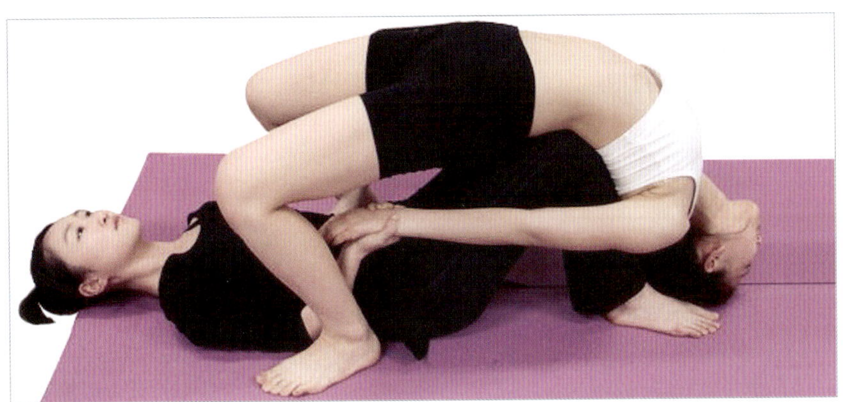

3) 배부 신전법 I

- **효   능**: 관절의 활동력을 촉진하고 근육을 느슨하게 풀어준다. 요통, 허리가 뻣뻣할 때, 허리를 못쓸 때 효과적이다.
- **부   위**: 허리
- **시술법**: 피시술자는 앉은 자세에서 양 손가락을 서로 교차하여 머리 뒤에 놓고 시술자는 무릎을 피시술자의 허리에 대고 쪼그리고 앉는다. 시술자는 양손을 피시술자의 겨드랑이를 거쳐 머리 뒤로 와서 피시술자의 손목을 잡아당긴다.
- **요   령**: 피시술자는 몸을 느슨하게 풀어주고 시술자는 무릎으로 피시술자의 허리를 정확하고 안정적으로 받쳐주어야 한다.

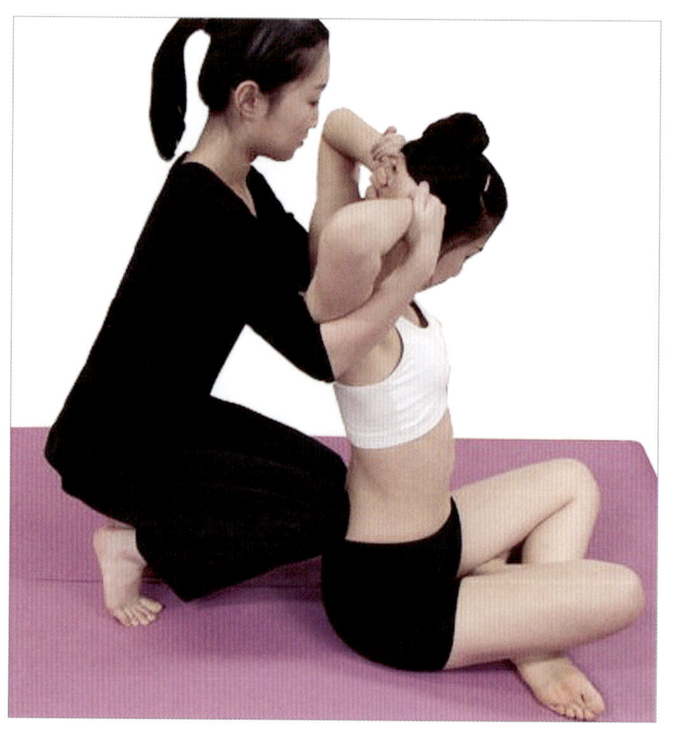

4) 배부 신전법 Ⅱ

- **효　능**: 관절의 활동력을 촉진하고 근육을 느슨하게 풀어준다. 요통, 허리가 뻣뻣할 때, 허리를
　　　　잘못 쓸 때 효과적이다
- **부　위**: 허리
- **시술법**: 이 동작은 위 동작의 연속동작이다. 시술자는 뒤로 천천히 앙와위로 누우면서 무릎을
　　　　들어 피시술자의 허리를 받쳐 들어준다. 동시에 손을 풀어서 피시술자의 뒤통수를 받
　　　　쳐준다. 피시술자의 양손은 자연스럽게 양측에 내리 드리운다.
- **요　령**: 천천히 시술하며 시술자의 무릎으로 피시술자의 허리를 안정적으로 받쳐주어야 한다.

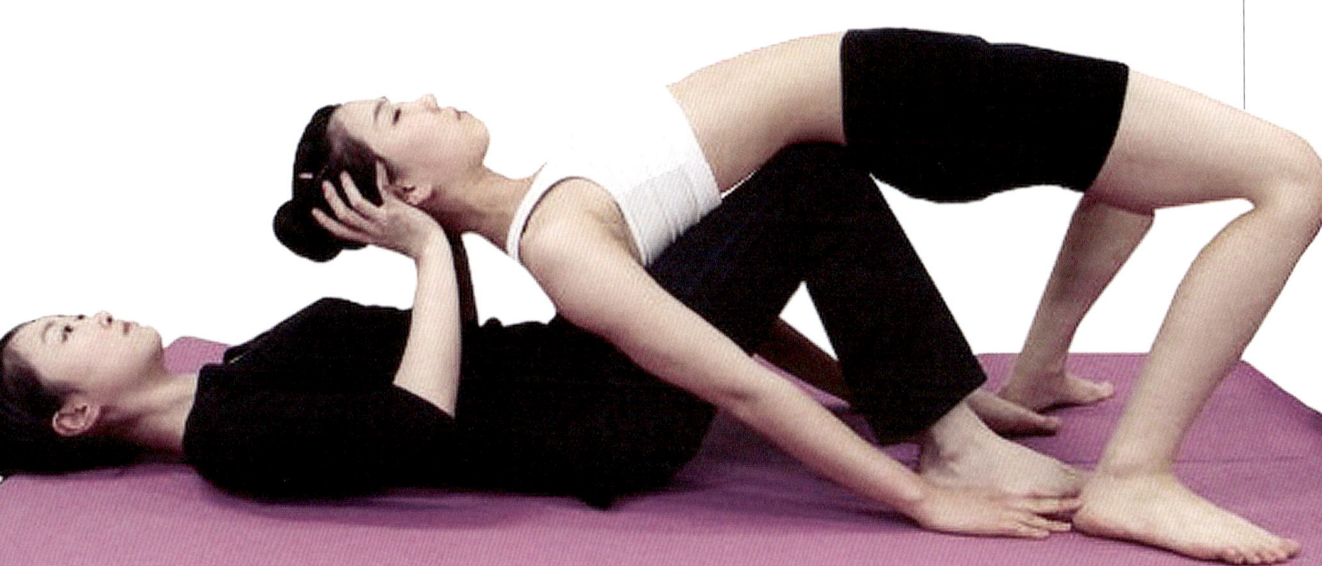

5) 요부 견인법 I

- **효　능**: 관절의 활동력을 강화한다. 요통, 허리가 휜 증상에 효과적이다.
- **부　위**: 허리
- **시술법**: 피시술자는 바로 누운 자세에서 무릎을 굽혀 서로 교차하고 시술자는 마주 앉아 발뒤꿈치로 피시술자의 양측 둔부 근부를 밀어주는 동시에 양손으로 피시술자의 양손을 잡아 당긴다.
- **요　령**: 이 동작은 다음 동작의 시작동작이기 때문에 쌍방은 서로 잘 배합해야 한다.

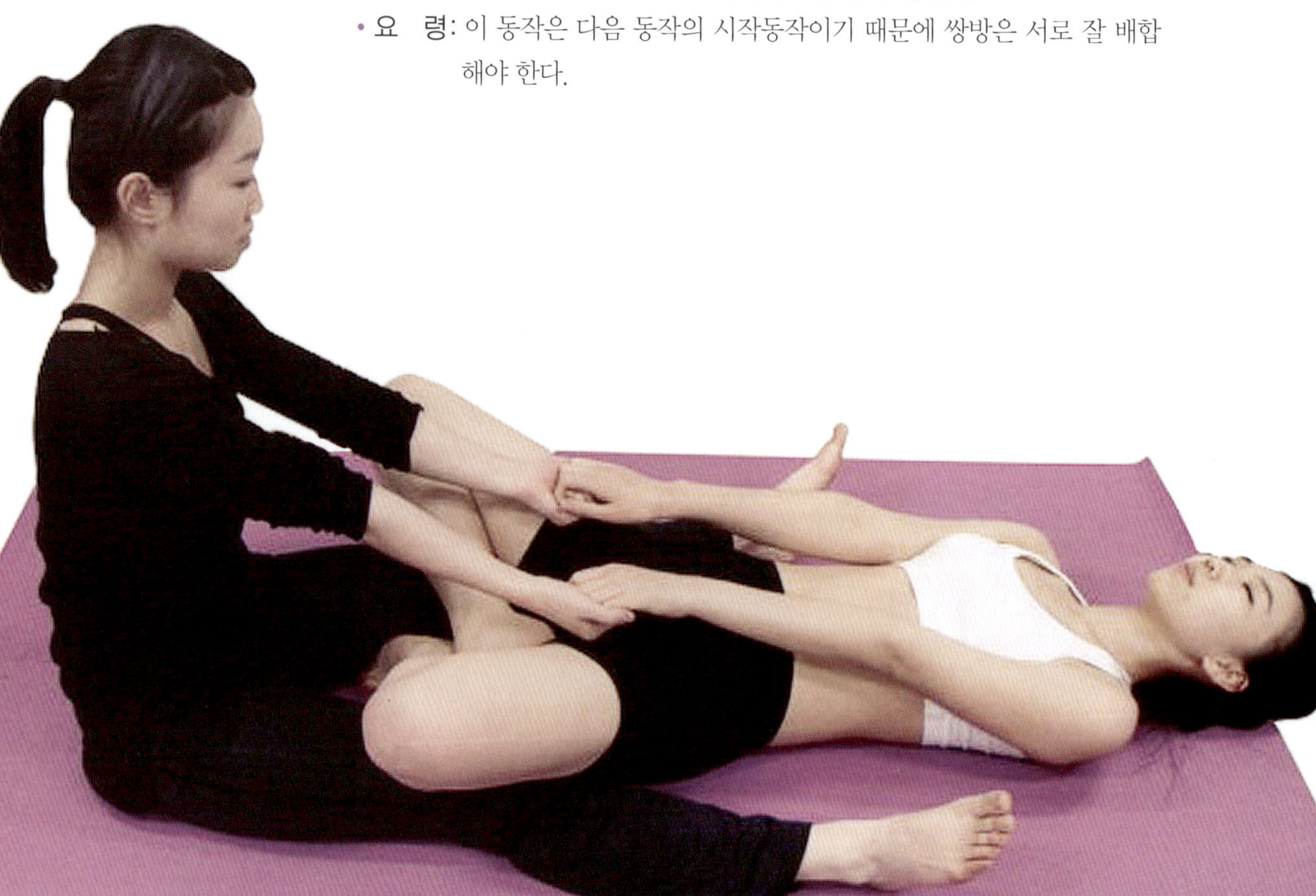

6) 요부 견인법 Ⅱ

- **효 능**: 관절의 활동력을 강화한다. 요통, 허리가 휜 증상에 효과적이다.
- **부 위**: 허리
- **시술법**: 앞 동작의 연속동작인데 시술자는 몸무게 중심을 천천히 뒤로 움직이면서 바로 누운
  자세를 취하고 피시술자는 허리를 펴서 앉는다. 이 동작을 일명 '노 젓는 동작'이라고
  한다.
- **요 령**: 동작이 조화롭게 진행되어야 하며 천천히 시술해야 한다.

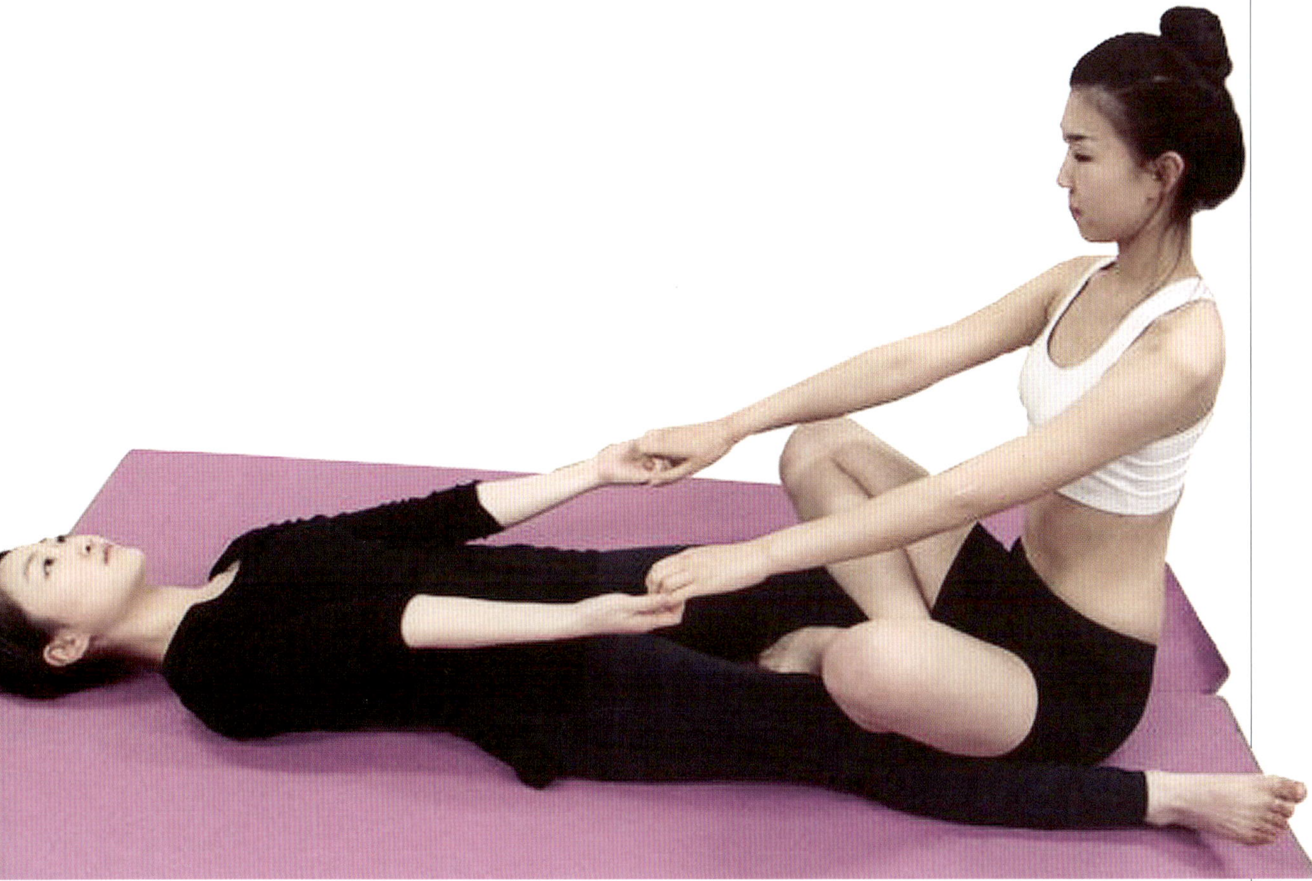

7) 요부 회전법

- **효　능**: 관절의 가동성을 촉진한다. 요통, 디스크, 과로로 인한 활동장애 등의 증상에 효과적이다.
- **부　위**: 허리
- **시술법**: ① 피시술자는 책상다리 자세로 앉아서 손가락을 서로 교차하여 머리 뒤에 놓고 시술자는 한쪽 다리를 90도로 무릎 꿇고 앉고 다른 다리는 피시술자의 몸 옆에 놓는다.

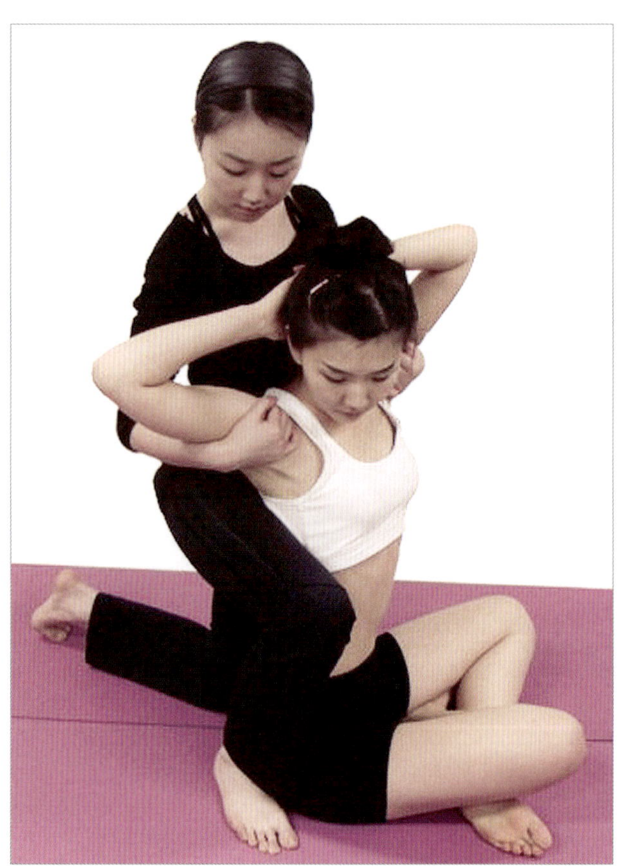

② 시술자는 한 무릎을 피시술자의 겨드랑이 옆에 밀착시킨 다음 피시술자의 양 어깨를 잡고 상체와 허리를 서서히 돌려준다. 최대한 돌린 상태에서 약 5초정도 정지한 후 반대쪽을 동일하게 실시한다.

- **요　령**: 몸은 최대한 느슨하게 풀어주어야 하며 허리를 충분히 비틀었을 때 다시 반복시술하며 천천히 비틀어주어야 한다.

8) 등부 신전법

- **효　능**: 근맥을 풀어주고 혈맥을 소통시킨다. 허리와 등이 시큰거리며 굳어져 있을 때 이 기법
  을 사용한다.
- **부　위**: 요배부
- **시술법**: ① 피시술자는 앉은 자세에서 팔을 뒤로 해서 펴고 시술자는 그 뒤에 앉아서 팔목을 잡
  는다.

  ② 시술자는 한 발로 요저부를 받치고 다른 발바닥으로 등과 허리를 밟는다.
- **요　령**: 밟을 때 힘을 고르게 적당히 쓰고 피시술자가 견딜 수 있을 만큼 시술한다.

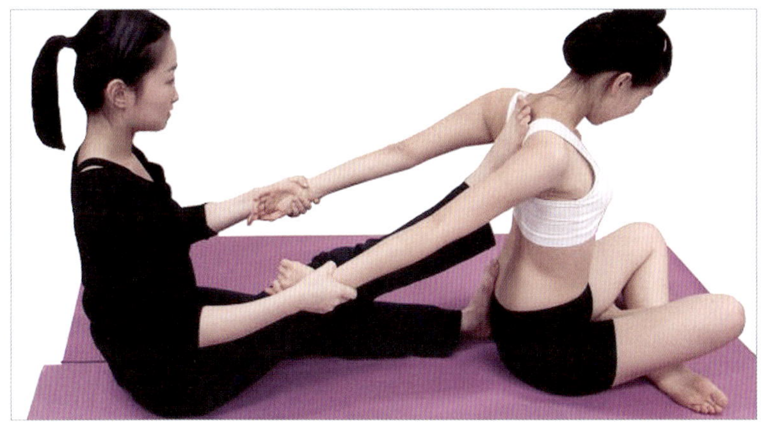

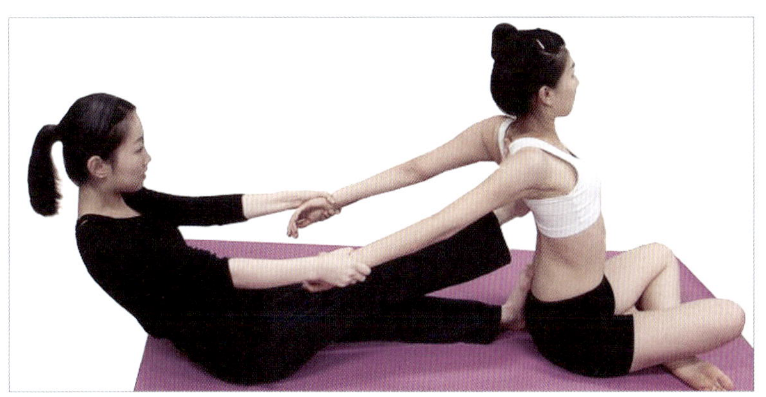

5. 두부 마사지

1) 목근 압박법

아래의 기법은 모두 시술자가 침대 위에 앉아 다리를 八자로 벌리고 그 위에 베개를 놓고 피시술자는 바로 누운 자세에서 베개를 베고 누워서 시술을 받는다.

- **효　능**: 머리와 눈을 맑게 해준다. 어지럼증, 시력저하 등에 쓰인다.
- **부　위**: 머리
- **시술법**: 시술자는 양손의 모지 지복으로 눈 언저리 안쪽부터 눈썹 끝을 지나 관자놀이까지 점압한다.
- **요　령**: 양손의 힘은 고르게 쓰며 천천히 부드럽게 시술해야 한다.

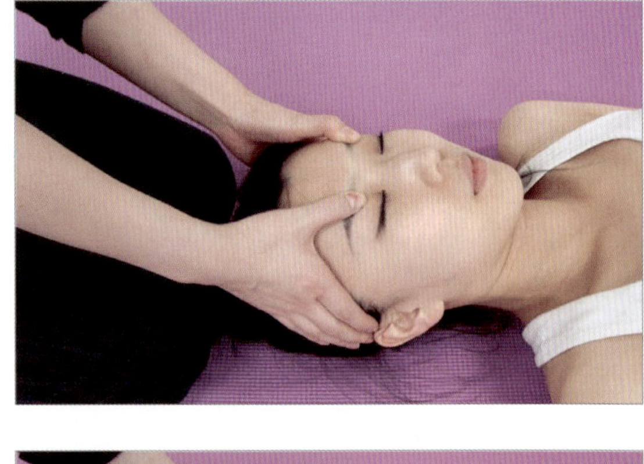

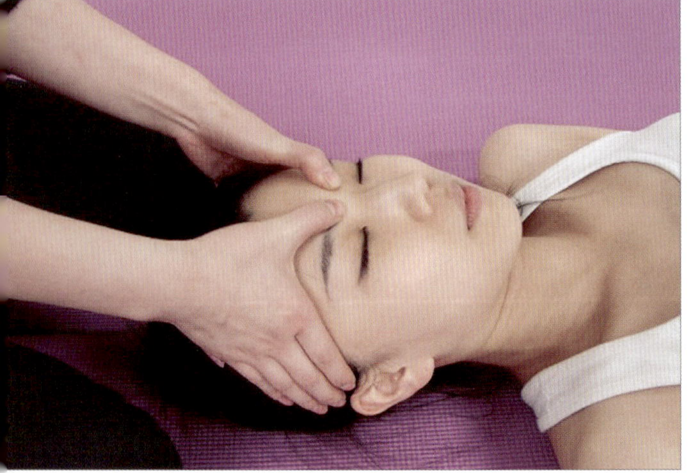

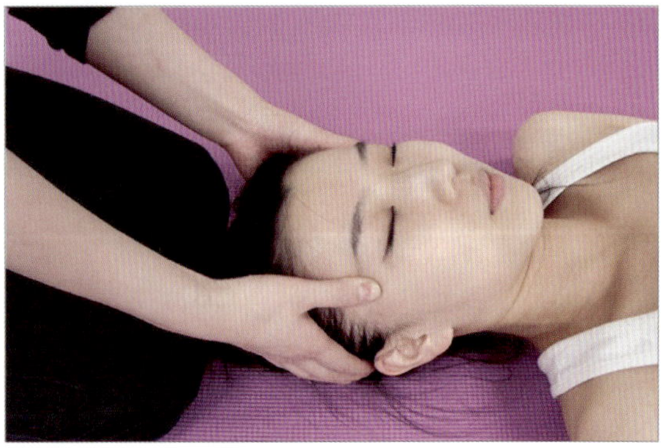

2) 정중선 마찰법

- **효　능**: 머리와 눈을 맑게 한다. 두통, 눈앞이 가물가물해지는 증상, 메니에르씨아 병, 감기 등
  의 증상에 많이 쓴다.
- **부　위**: 머리
- **시술법**: 시술자는 양손의
  모지 지복을 서
  로 번갈아가면서
  양미간부터 위로
  밀어준다.
- **요　령**: 시술부위에 윤활
  제를 바르고 천천
  히 부드럽게 시술
  해야 한다.

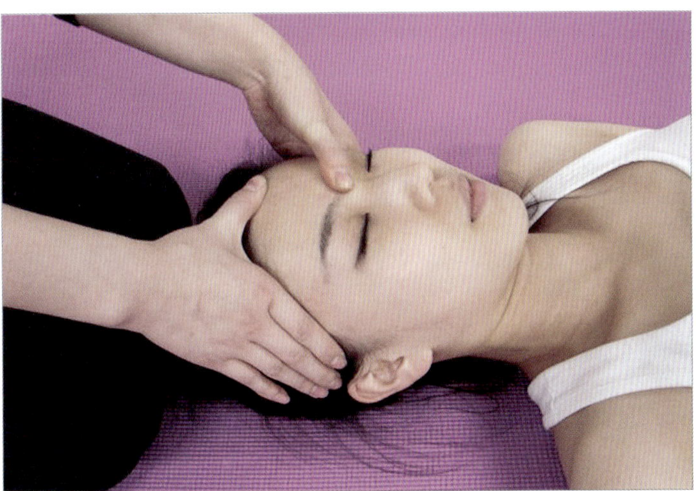

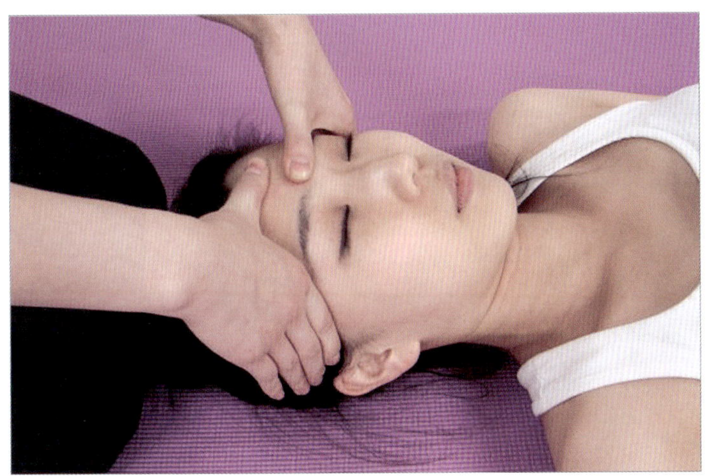

3) 전두근 경찰법

- **효　능**: 머리와 의식을 맑게 해준다. 불면증, 현훈증, 두통 등에 효과가 있다.
- **부　위**: 머리
- **시술법**: 시술자는 양손의 모지 지복으로 이마 정중선에서 양측으로 갈라서 관자놀이까지 문지른다.
- **요　령**: 시술부위에 마사지 크림을 바르고 천천히 부드럽게 시술해야 한다.

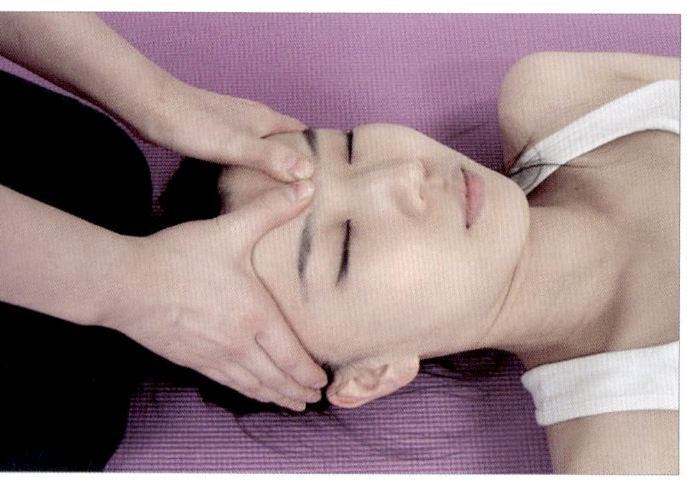

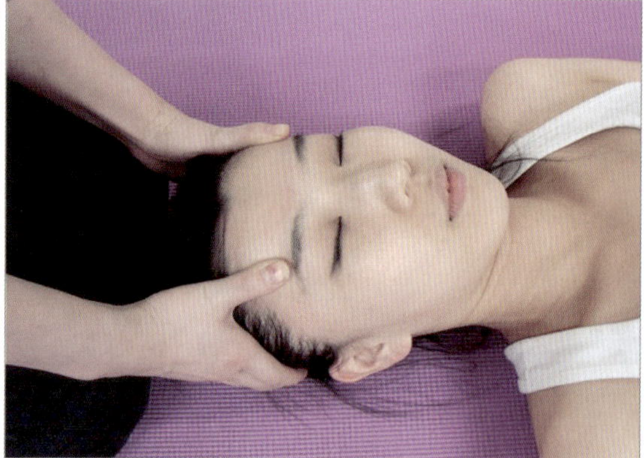

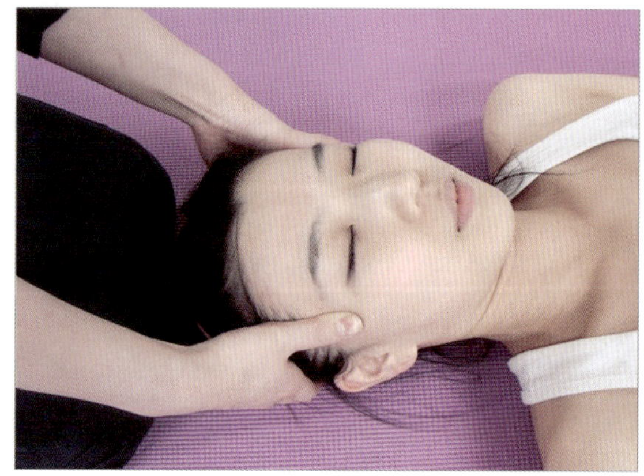

4) 비근 경찰법

- **효   능**: 코막힘를 틔워준다. 비염, 코막힘, 콧물 등의 증상에 효과가 있다.
- **부   위**: 코
- **시술법**: 시술자는 시지와 중지를 코 양측에 대고 아래위로 경찰한다.
- **요   령**: 부드럽고 가볍게 시술해야 한다.

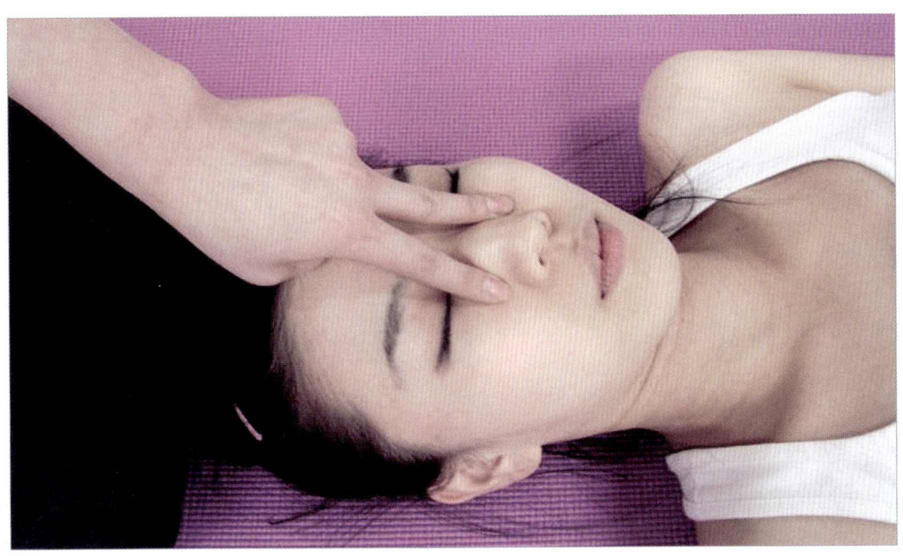

5) 구근 경찰법

- **효　능**: 피부의 탄성을 강화하고 신경의 흥분상태를 가라앉힌다. 입술마비, 안면 신경마비 등에 효과가 있다.
- **부　위**: 입술 둘레
- **시술법**: 시술자는 양손의 모지 지복으로 인중부터 시작하여 입술 주위를 왕복하며 경찰한다.
- **요　령**: 가볍고 부드럽게 시술해야 한다.

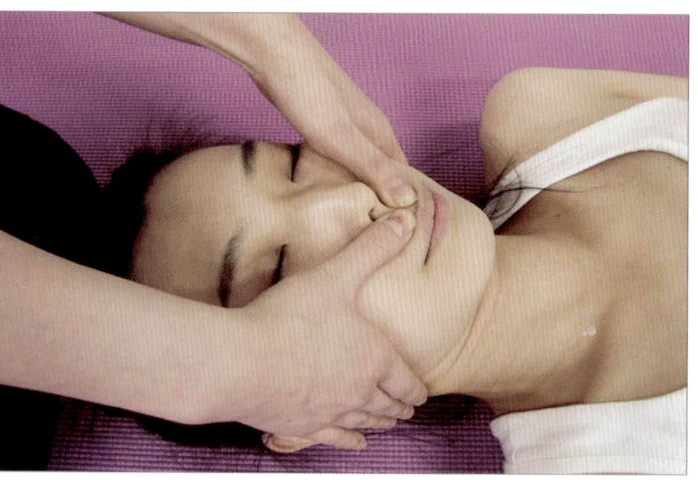

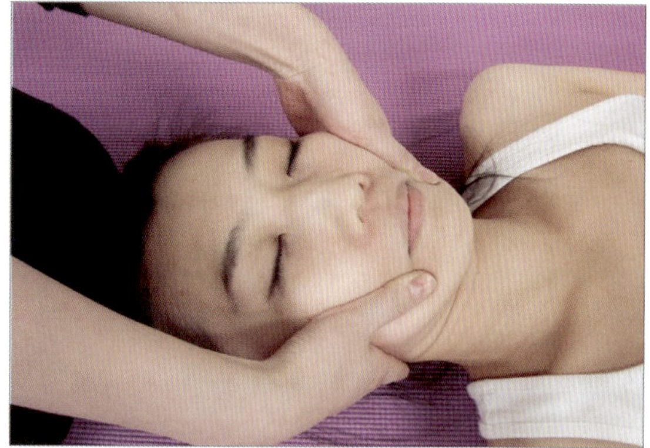

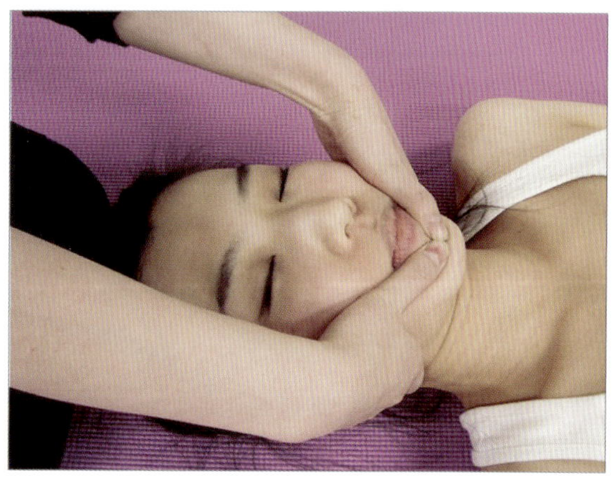

6) 이근·안면근 마찰법

- **효　능**: 피로를 해소하고 뇌를 맑게 해준다. 얼굴미용, 안면 신경마비 등의 증상에 효과가 있다.
- **부　위**: 귀
- **시술법**: ① 시술자는 양손의 모지 지복으로 귀를 주무른 다음 시지와 중지 사이에 귀를 끼워서
  아래위로 비빈다.
  ② 양 손바닥을 양측 관골에 대고 돌리면서 주무른다.
- **요　령**: 마사지 크림을 바르고 시술하며 귀에 열이 날 때까지 비벼준다.

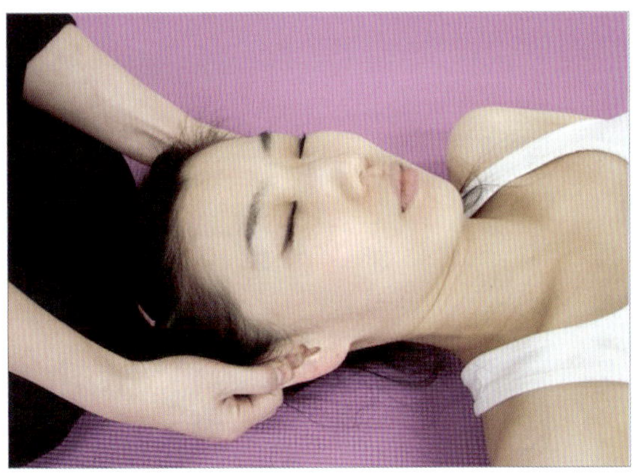

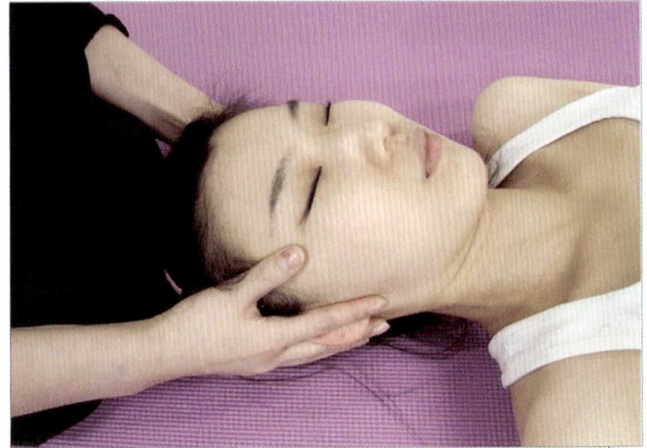

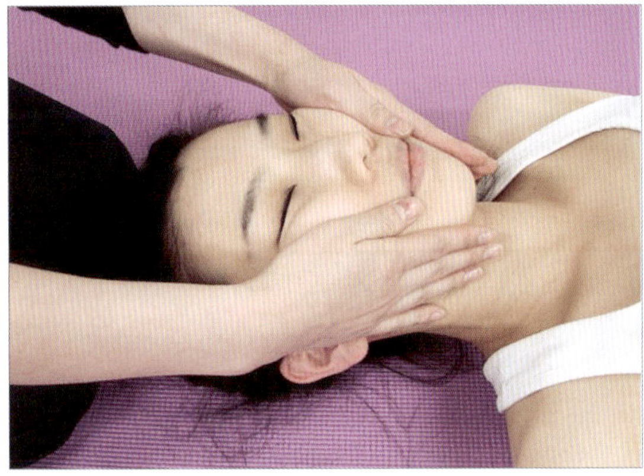

7) 두부 압박법

- **효　능**: 두부 혈액의 흐름을 촉진한다. 뇌 피공급 부족, 뇌혈관 질병에 효과가 있다.
- **부　위**: 머리
- **시술법**: ① 시술자는 양손의 모지 지복을 마주 대고 먼저 머리 정중선부터 차례로 정수리까지 지압한다.
② 다음 양측 이마 모서리부터 정골로, 다시 귀 정점까지 지압해서 끝마친다.
- **요　령**: 순서에 따라 차례차례 천천히 시술해야 한다.

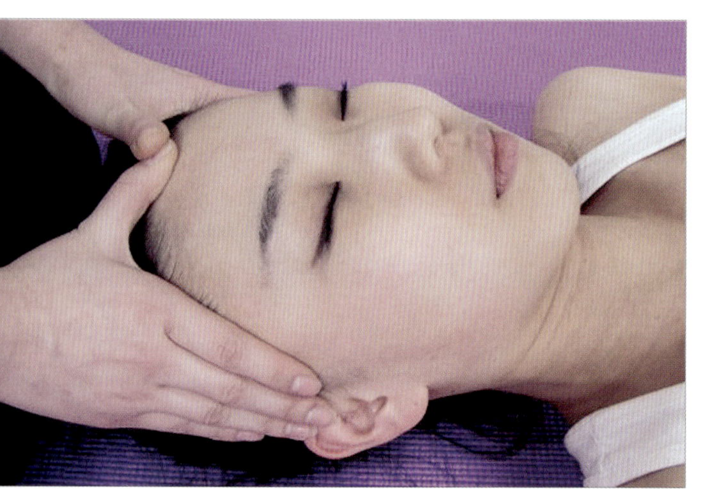 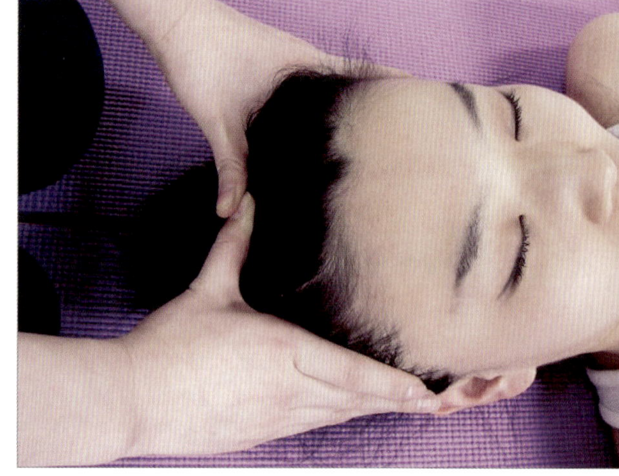

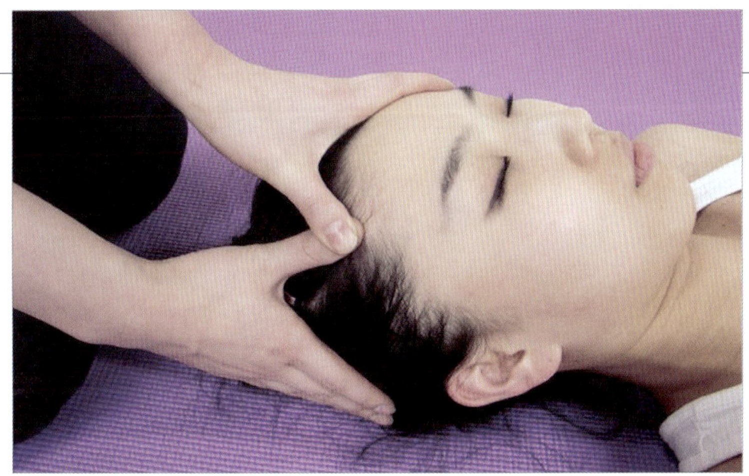

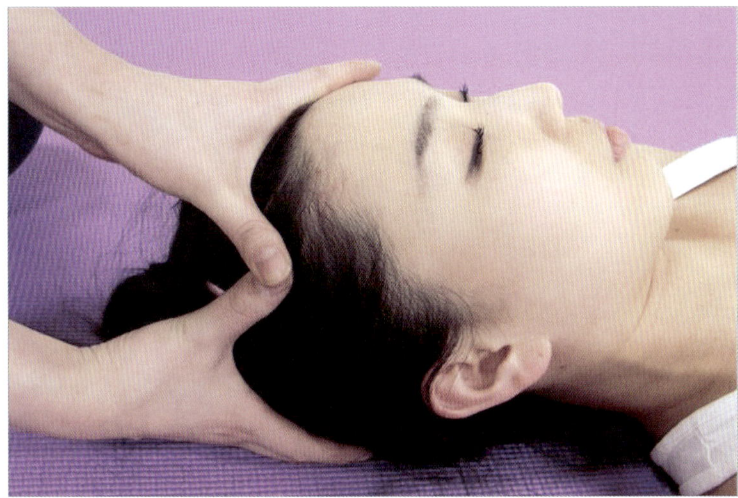

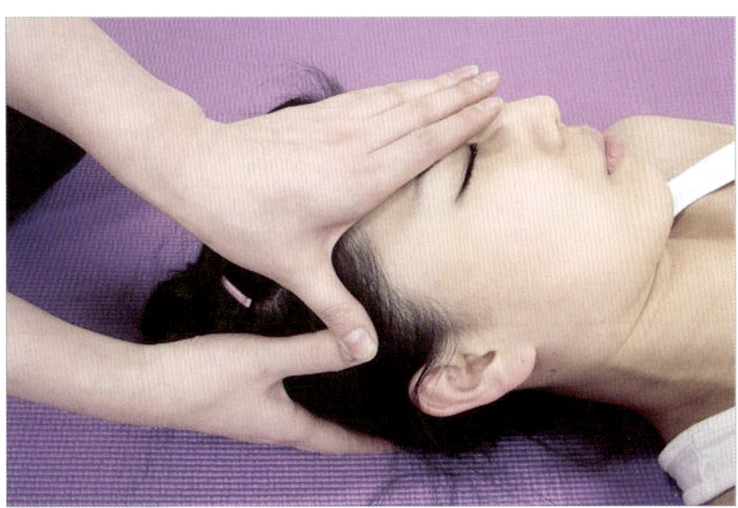

8) 두부 절타법

- **효　능**: 신경을 활성화하고 뇌혈관의 신축기능을 강화한다. 두통, 어지럼증, 두피마비 등의 증상에 효과적이다.
- **부　위**: 머리
- **시술법**: 시술자는 양 손가락을 마주 대고 부채모양으로 벌려 소지구와 무명지 지단으로 머리를 좌측에서 우측으로 앞에서 뒤로 두드린다.
- **요　령**: 가볍고 리듬 있게 두드려야 한다.

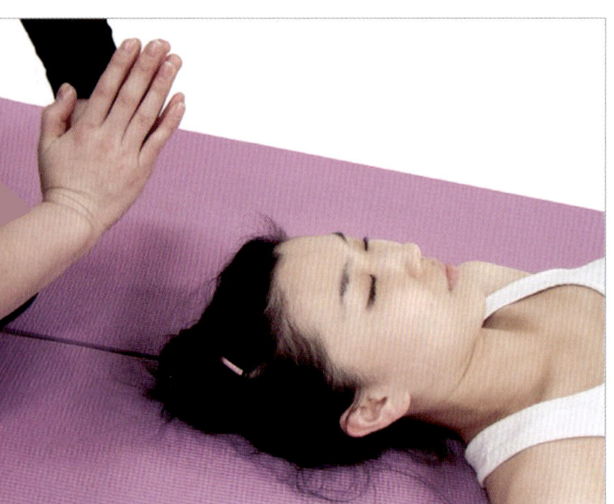

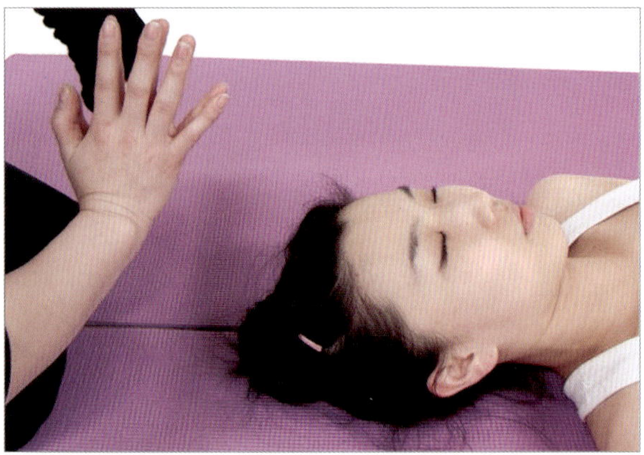

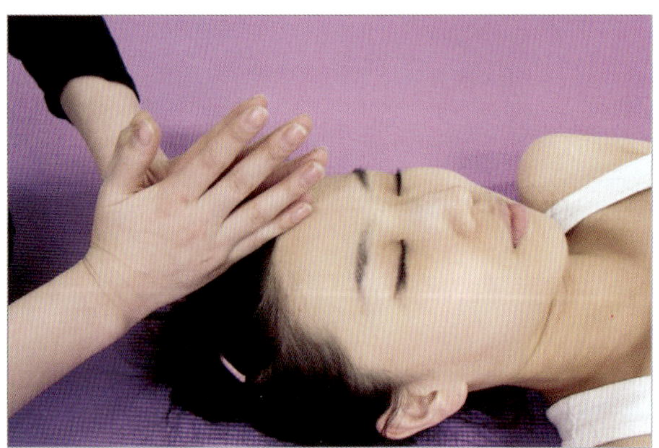

생활미용마사지가 피부에 미치는 영향

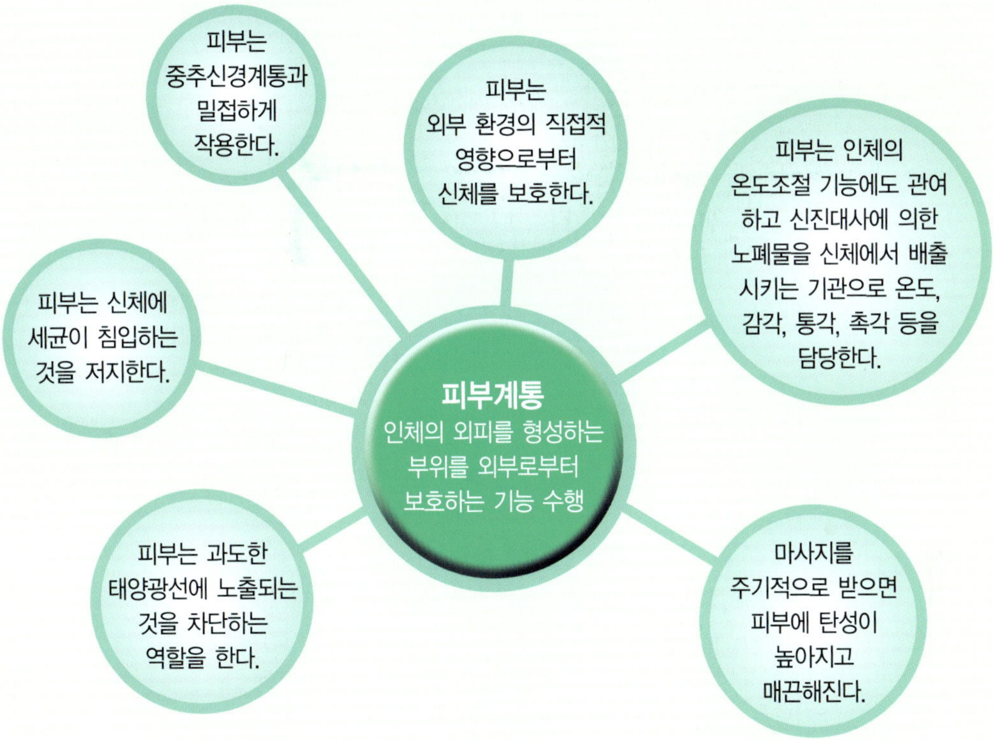

생활미용마사지가 림프계에 미치는 효과

림프관은 정맥과 유사한 막을 가지고 있다.

림프액은 상부의 방향, 심자아의 방향으로만 흐른다.

림프계는 림프 모세관, 림프관, 림프절로 구성되어 있다.

림프관은 독자적으로 통하고 있기 때문에 림프절 부분에서는 림프액의 후측이 완만해진다.

큰 림프절은 관절 부분에 있으며 상지에는 액하림프절과 척골림프절이 있고 하지에는 슬와림프절과 서혜림프절이 두부에는 하악림프절과 경림프절이 있다.

림프계통
림프계의 영양공급의 수단임과 동시에 노폐물의 배출을 담당한다.

마사지가 림프에 미치는 효과

① 림프액의 흐름을 강화하고 조직의 영양공급을 개선한다.

② 마사지는 림프관에 압력을 더해 림프액의 순환을 촉진시킨다.

③ 마사지는 고혈압, 비만, 당뇨병, 동백경화, 심혈관 질환이 있는 사람들에게로 널리 이용될 수 있는 최고의 수기요법이다.

④ 마사지는 림프액의 순환을 촉진시키는 작용을 하므로 육체노동, 지적노동에만 필요한 것이 아니고 좌업식 노동을 하는 사람, 특히 고개를 숙이거나 허리를 옆으로 틀고 앉는 사람들에게 꼭 필요한 요법이다.

⑤ 동통을 방지하고 림프류에 의한 전염을 방어한다.

⑥ 조직 내의 세균을 차단한다.

Section
3

생활미용마사지
전문 기법

1. 생활미용마사지의 놀라운 효과

우리 체내에는 정맥을 따라 림프관이 그물망처럼 뻗어 있다. 림프액은 세포 내에 있는 노폐물을 회수하고 정화하는 일을 담당한다.

생활미용마사지는 대사나 호흡, 화장품 사용에 따른 피부에 축적된 노폐물이나 독소, 오염된 여분의 수분을 원활히 배설할 수 있도록 림프의 막힘을 제거하고 순환능력을 증진시켜준다. 생활미용마사지는 독소배설을 촉진함으로써 림프 시스템을 정상으로 되돌리는 효과를 발휘하는 셈이다.

먼저 자신의 얼굴을 손으로 만져보자. 각질로 피부가 거칠지는 않은가? 누르면 딱딱하다고 느껴지지는 않는가? 이것은 노폐물이 쌓여 있다는 증거이다. 30초, 1분이라도 오늘부터 생활미용마사지로 피부 건강을 유지하는 습관을 들여 탄력 있는 피부를 가꾸어보자.

생활미용마사지의 유의사항

얼굴에 염증이 있는 아토피, 갑상선 부조현상, 임신 중이나 수유 중, 암, 발열 등의 증상이 있는 사람은 피한다.

마사지를 실시할 때에는 반드시 오일이나 크림, 젤 등을 이용하여 미끄러짐을 좋게 한다. 맨얼굴에서 실시하면 마찰이 너무 강해 피부가 상할 우려가 있다.

손끝을 사용하면 힘이 너무 들고 손톱으로 피부를 상하게 할 우려가 있으므로, 손가락의 볼록한 부분을 사용하여 마사지를 실시하도록 한다.

힘의 가감은 기분 좋을 정도로 한다. 통증만 느껴지는 경우 힘을 너무 주고 있다는 증거이므로 조절해준다.

2. 마사지 효과를 높이는 방법

1 　몸이 데워지고 혈행이 좋아지는 목욕시간에 실시하는 것이 좋다. 아침에 실시할 경우에는 마사지 전에 스팀타올로 얼굴을 덥혀주는 것도 좋은 방법이다.

2 　시간이 있을 때에는 충분히 느긋하게 실시한다. 하루 몇 회, 여러 부위를 실시해도 관계 없으므로 짧은 시간이라도 매일 실시하도록 하자.

3 **아침식사로 부족한 영양을 보충해두면 안심**

　편식하는 습관, 수면부족, 음주 등은 피부에 좋지 않은 습관이다. 좋은 피부를 만들기 위해서는 3끼 식사를 반드시 영양을 계산하여 섭취한다. 밤 10시에는 수면을 취하는 생활이 이상적이지만, 업무나 가사에 쫓기는 현대 여성에게 있어 그것은 좀처럼 쉽지 않다.

　매일 바쁜 생활로 인해 식생활이 불규칙해지기 쉽지만 아침식사만은 반드시 섭취하도록 한다. 그날의 식사내용을 예측하여 부족하기 쉬운 영양소를 아침에 미리 섭취하도록 한다.

　아침에 요구르트나 치즈, 우유, 야채주스를 섭취해주면, 비록 점심이 편의점 주먹밥 1개뿐이더라도 안심할 수 있다. 이와 같이 아침식사는 하루를 건강하게 시작하는 디딤돌이다.

4 **간단한 것이라면 매일 지속할 수 있다!**

　부족한 영양은 아침식사로 섭취하고 과음했다면 물을 많이 마신다. 시간이 없을 때에는 스팀타올로 혈액이나 림프 순환을 증진시키는 등, 무리하지 않는 습관을 실행에 옮긴다. 복잡한 건강법이나 미용법을 1주 1회 실시하기보다는 손쉽게 할 수 있는 방법을 매일 지속하는 습관이 효과적이다.

3. 아름다운 얼굴라인 만들기

1) 하악근 관리법

살쪄 보이고 나이 들어 보이게 만드는 이중턱. 지방이 쌓이기 쉬운 이 부위는 혈액의 흐름이 원활하도록 주무르고 문질러주면 효과가 좋다.

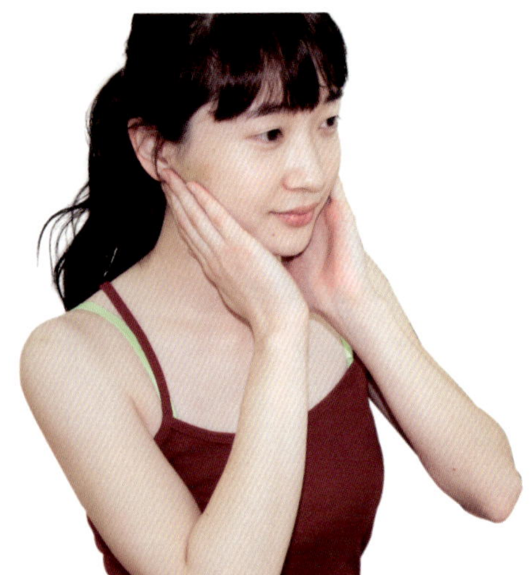

1 귀밑을 전방으로 둥글게 문지른다.
귀밑으로 움푹 패인 부분에 검지, 중지, 약지를 대고 천천히 전방으로 둥글게 문지른다. 좌우 3회씩 실시한다.

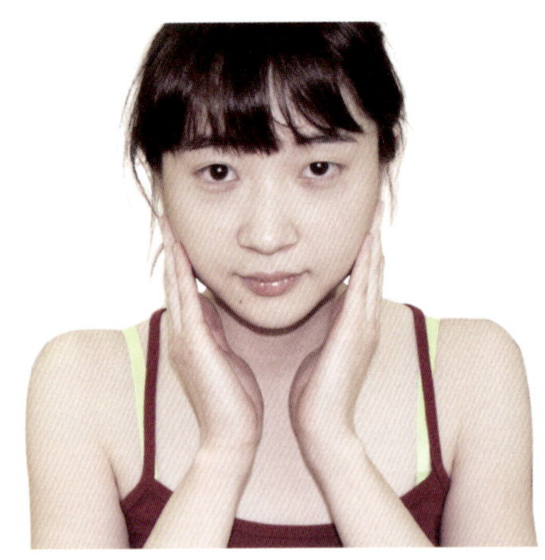

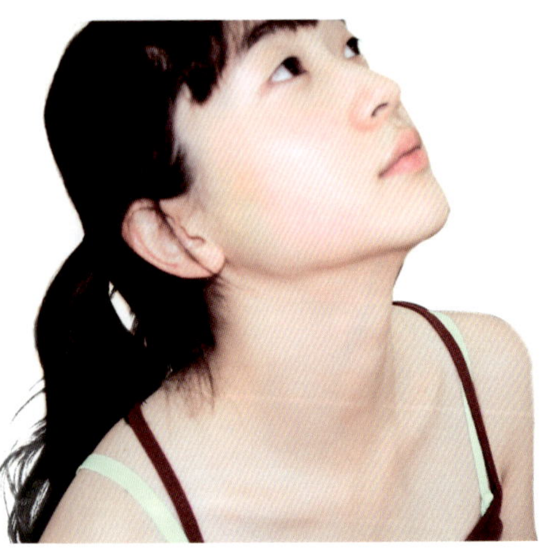

2 귀 뒤에서 쇄골로 문질러 내려간다.
양손 전체로 귀 뒤에서 목 옆을 지나 쇄골까지 문질러 내려간다.

3 턱을 들고 아랫입술을 위로 내민다.
턱을 들고 아랫입술을 천천히 위를 향해 내민다. 이때 목 근육이 늘어나는 것을 느끼면서 실시한다.

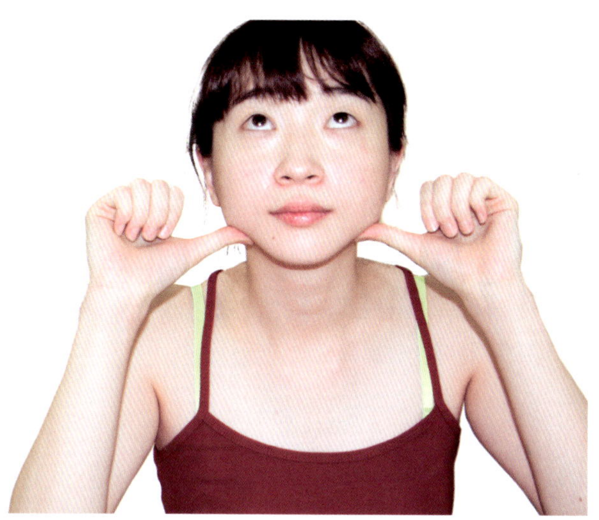

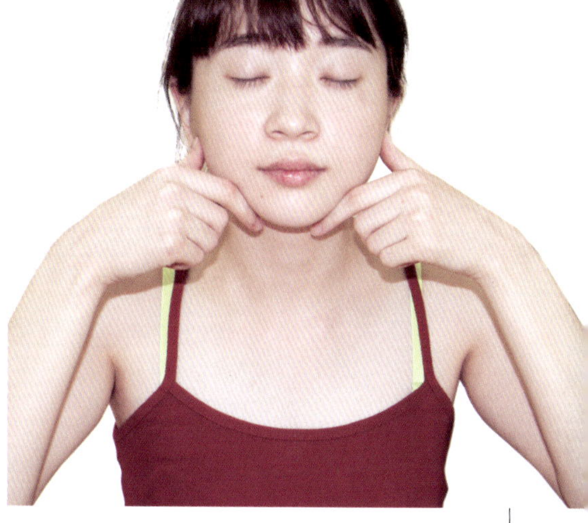

4 턱뼈 라인을 따라 귀밑으로 주물러 올라간다.
엄지를 사용하여 턱뼈 라인을 중심으로 귀밑을
향해 주물러 올라간다. 동작을 3회 실시한다.

5 턱뼈 라인을 따라 문지른다.
엄지를 귀밑에 대고 검지 제1 관
절과 제2 관절 사이를 턱 끝에서
귀밑으로 슬라이드시킨다. 지방
을 으깨는 느낌으로 주물러 올라
간다.

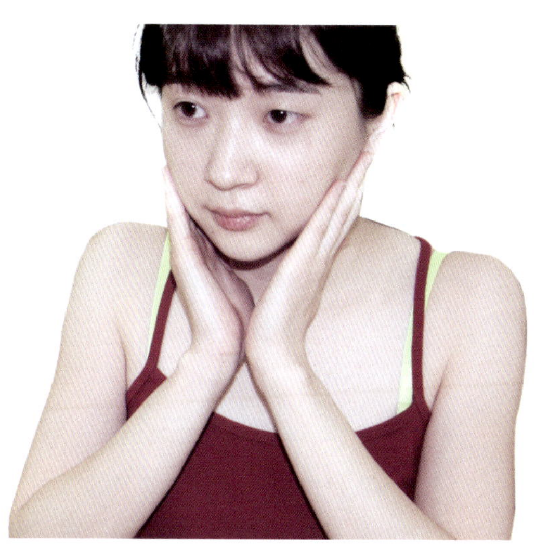

6 귀 뒤에서 쇄골로 문지르며 내
려간다.
양 손바닥 전체로 귀 뒤에서 목
옆을 지나 쇄골까지 문질러 내
려간다.

2) 아름다운 턱을 유지하는 생활미용마사지

아름답고 날렵한 윤곽, 아름다운 턱 라인을 유지하려면 의식적으로 밝은 표정을 짓는 것도 효과적이다.

입매가 쳐지면 늙어보이는 인상을 준다. 입 주변 쳐짐은 근육을 자극하면서 끌어올리는 케어로 관리한다.

얼굴라인이 무너지면 단숨에 노화로 진행된다. 혈액순환이 잘되지 않는 부위이므로 원활한 흐름과 리프트 업 케어는 필수적이다.

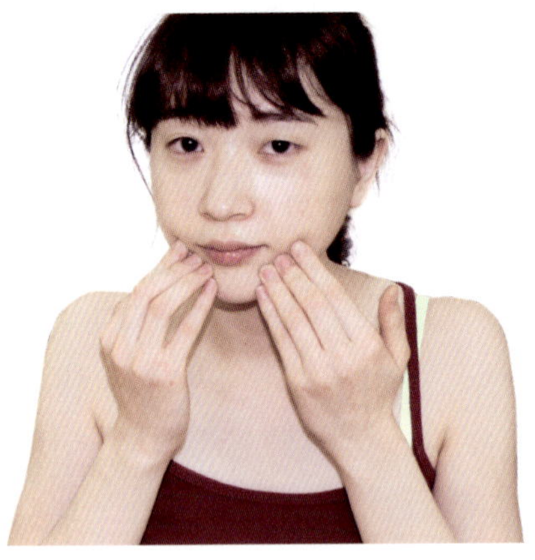

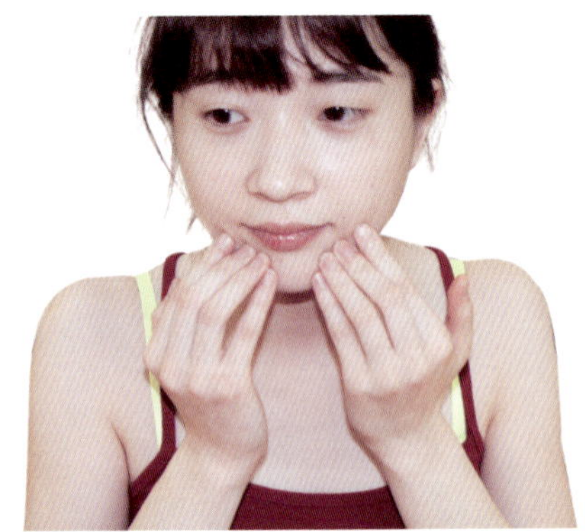

1 턱뼈의 입 주변의 움푹 들어간 부분을 지압한다. 턱뼈의 입 주변 움푹 들어간 라인에 시지, 간지, 약지를 대고 지그시 지압한다.

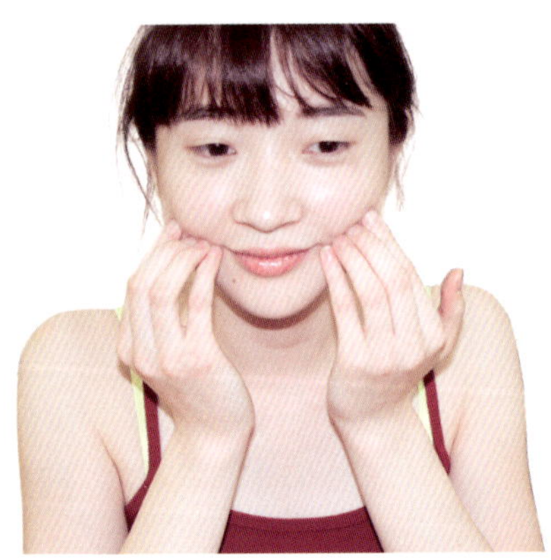

2 입의 양끝을 지압한다.
입의 양끝에 약지, 간지, 시지를 대고 지긋이 지압한다.

3 턱에서 코밑까지 끌어올린다.
턱뼈의 입 주변 움푹한 라인에 검지, 중지, 약지를 대고 코밑까지 원을 그리듯 끌어올린다. 이것을 3회 실시한다.

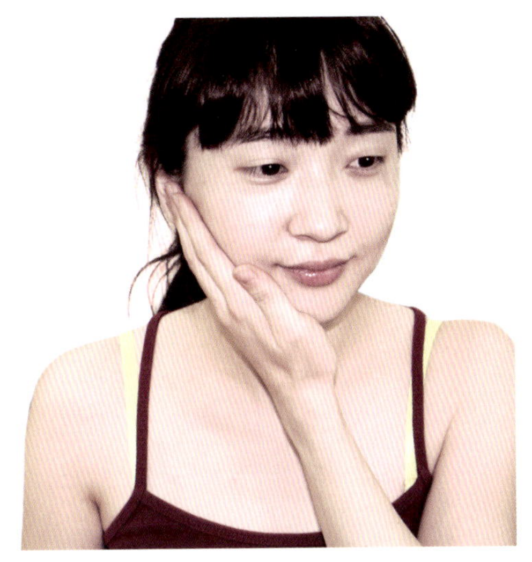

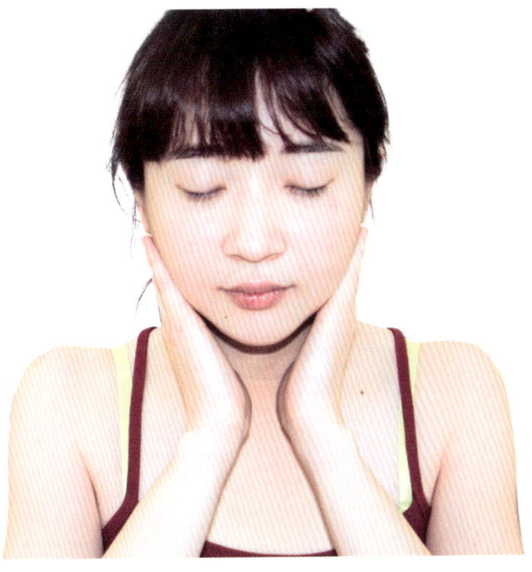

4 얼굴라인을 문지르며 올라간다.
오른 손가락 전체로 좌측 귀밑에서 우측
귀밑을 향해 이동하면서 리드미컬하게 좌
우 교대로 문질러 올라간다. 마찬가지로
우측에서 좌측으로 2회 왕복한다.

5 귀 뒤에서 쇄골로 문질러 내려간다.
양 손바닥 전체로 귀 뒤에서 목 옆을 지
나 쇄골까지 문질러 내려간다.

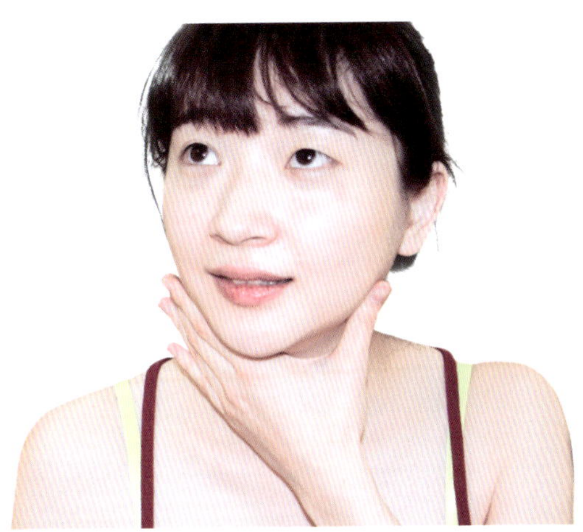

6 턱을 들고 목을 문질러 내려간다.
턱을 들고 양 손바닥을 교대로 사용하
여 턱에서 쇄골까지의 목을 문질러 내
려간다.

3) 안상부의 생활미용마사지

밝은 표정은 이마나 눈 주변 근육을 끌어올려주지만, 부정적인 표정을 지으면 반대로 근육이 처진다. 방치하면 얼굴 처짐의 원인이 된다.

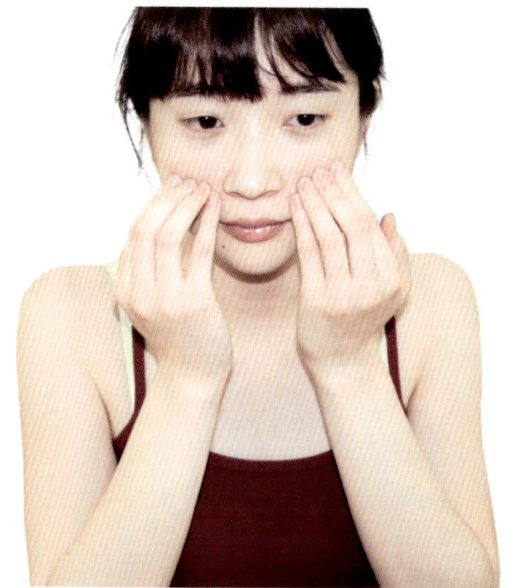

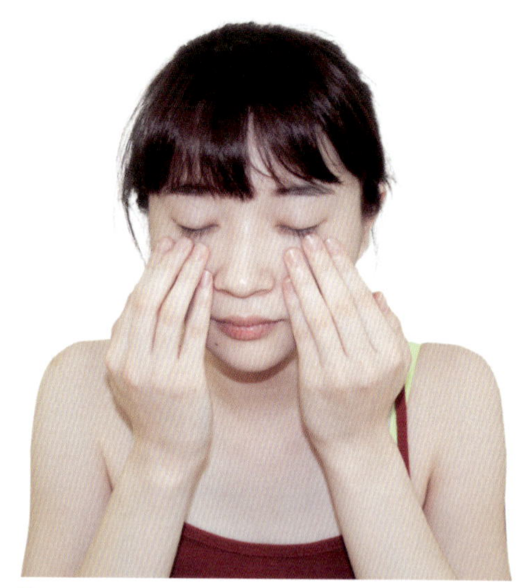

1 안면부의 옆 라인을 지압한다.

2 안와 하골을 지압한다.

3 안와 상골을 지압한다.

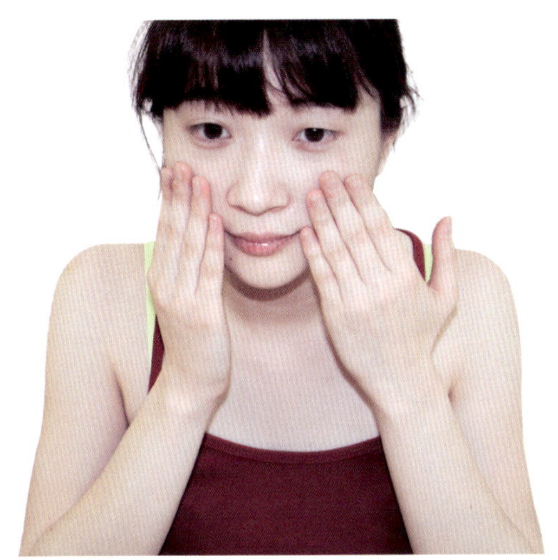
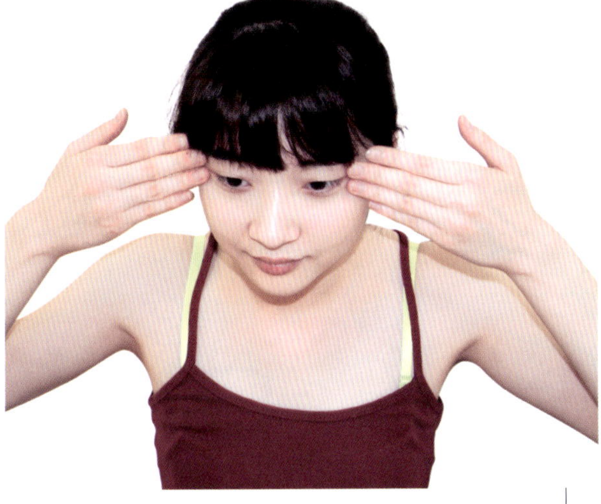

4 콧방울에서 관자놀이로 밀어올린다

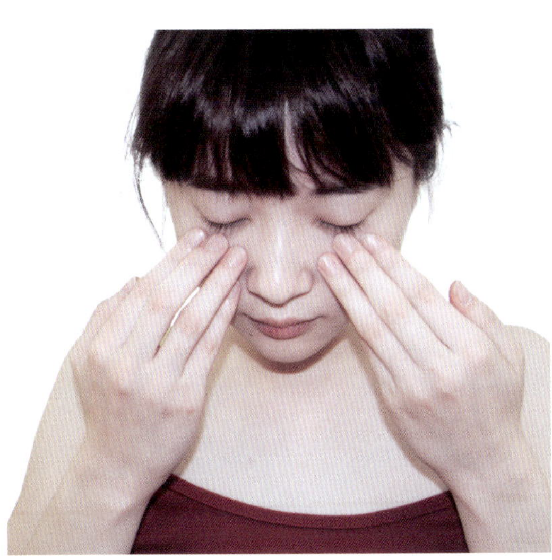
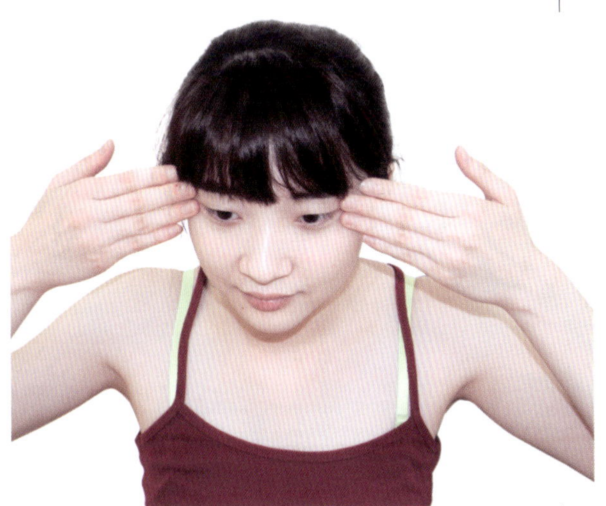

5 안와 하골 라인에서 관자놀이로 밀어올린다.

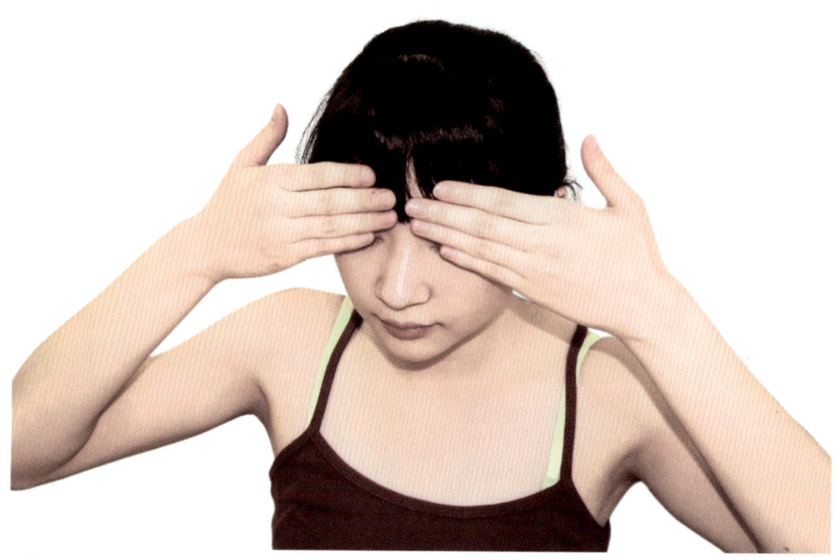

6 눈썹에서 이마 끝까지 이마 전체를 끌어올린다.

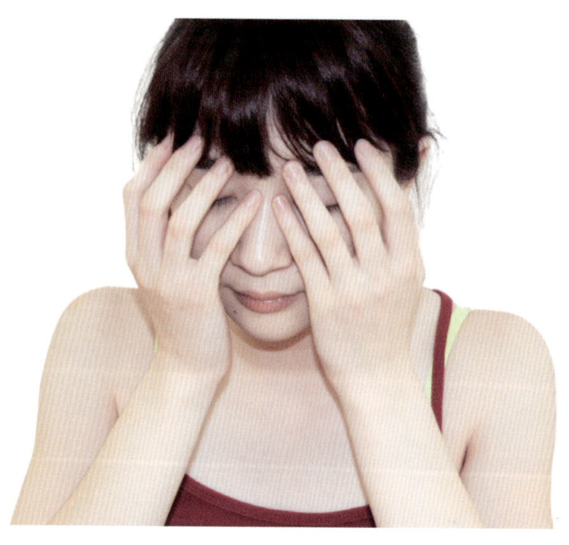

7 눈썹에서 이마 끝까지 이마를 밀어올린다.

4) 주름을 예방하는 생활미용마사지

외관상의 나이를 결정짓는 것 중 하나가 바로 주름이다. 주름의 큰 적은 바로 피부의 건조함이다. 이미 생겨버린 주름이라도 잘 관리해주면 엷어보이게 하는 것이 가능하다.

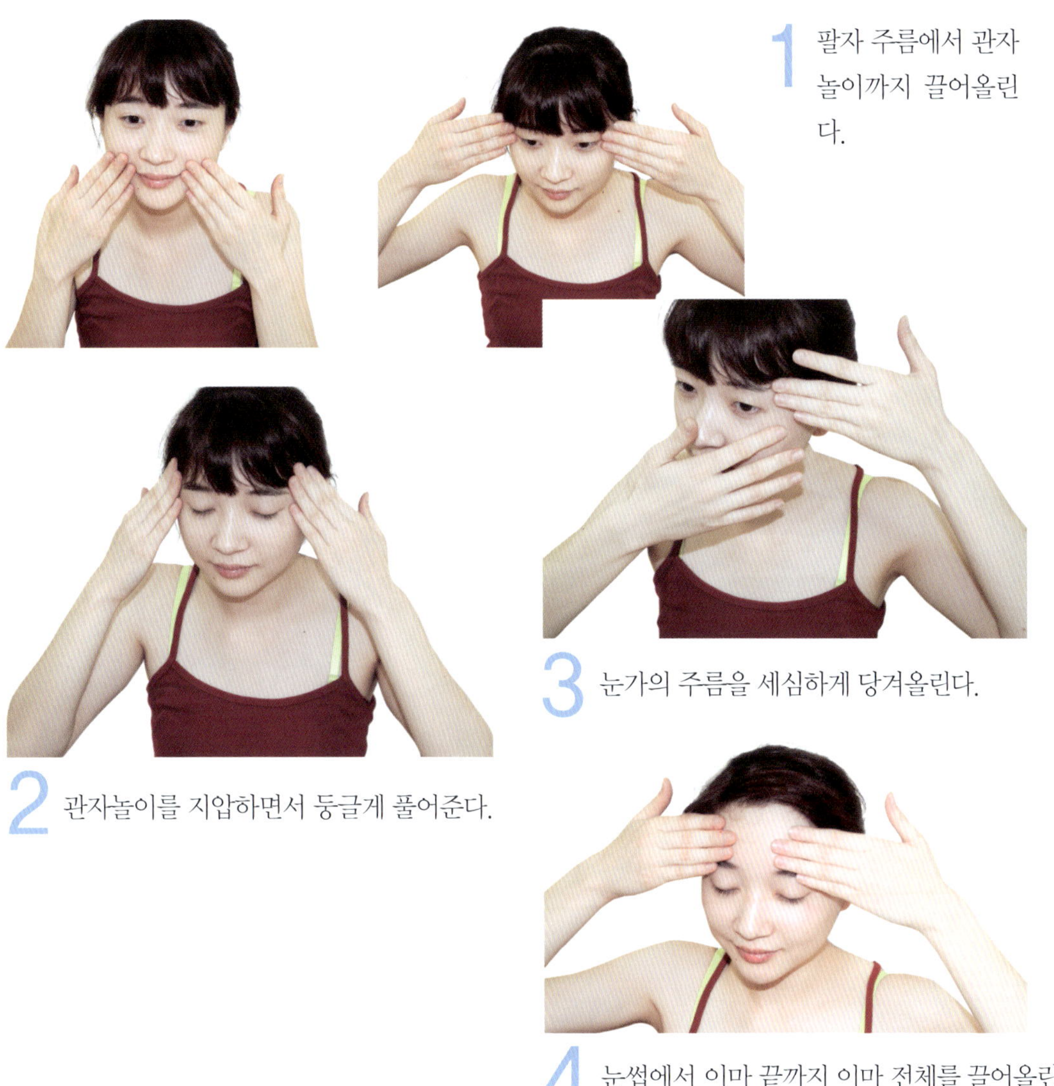

1 팔자 주름에서 관자놀이까지 끌어올린다.

2 관자놀이를 지압하면서 둥글게 풀어준다.

3 눈가의 주름을 세심하게 당겨올린다.

4 눈썹에서 이마 끝까지 이마 전체를 끌어올린다.

5) 작은 얼굴을 만드는 생활미용마사지

뺨의 지방을 제거하고 끌어올리면 지금보다 훨씬 작은 얼굴로 바뀔 수 있다. 날렵하고 가다듬어진 작은 얼굴을 목표로 삼아보자.

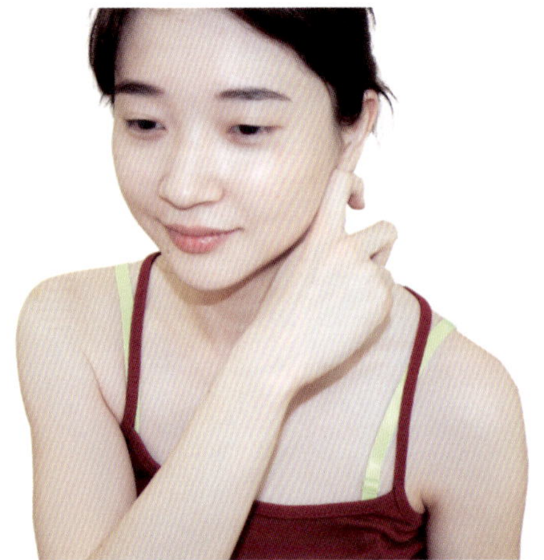

1 턱뼈 라인을 훑는다.

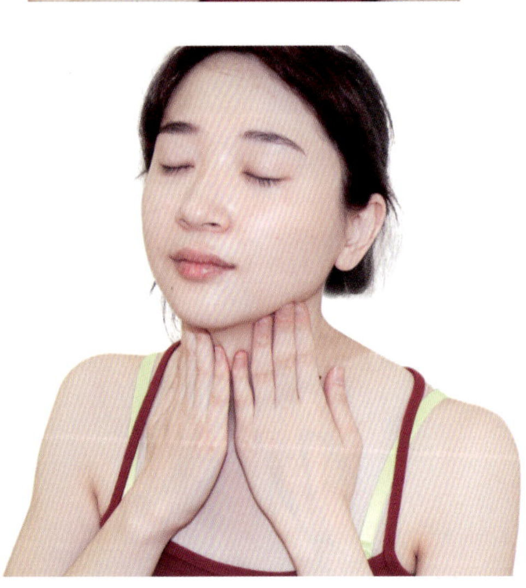

2 턱뼈 라인을 문지른다.

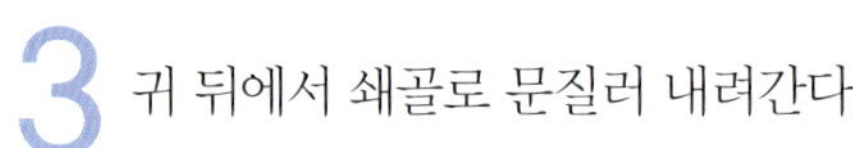

3 귀 뒤에서 쇄골로 문질러 내려간다.

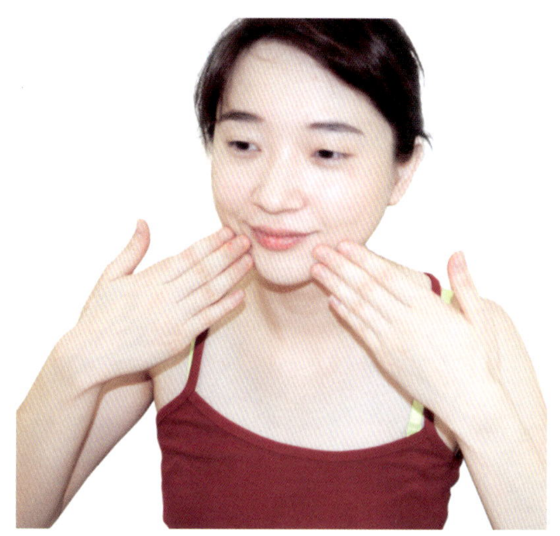

4 턱에서 귀를 향해 문질러 올라간다.

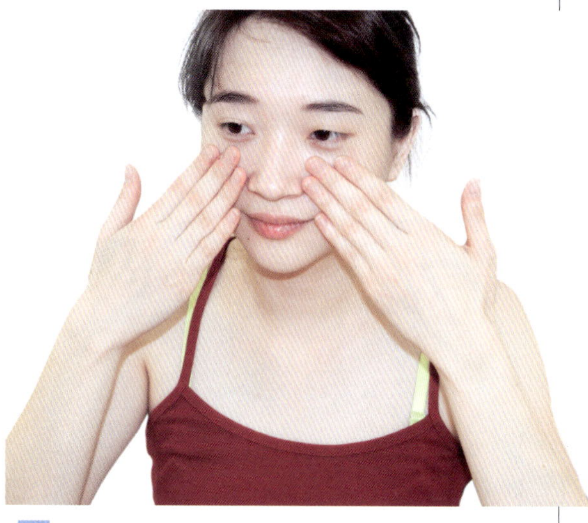

5 광대뼈 밑에서 관자놀이로 문지르며 올라간다.

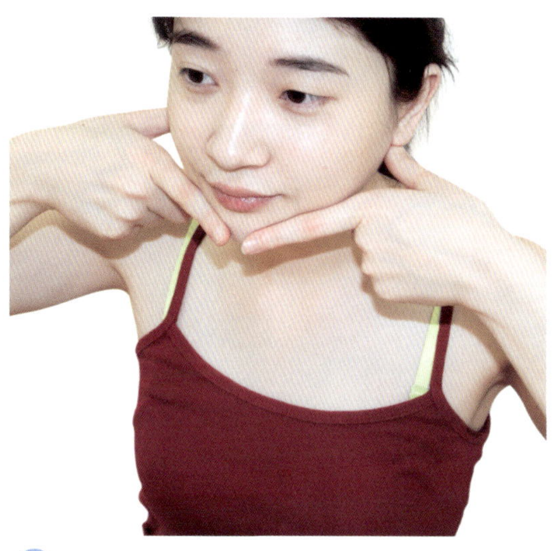

6 턱뼈 라인을 훑는다.

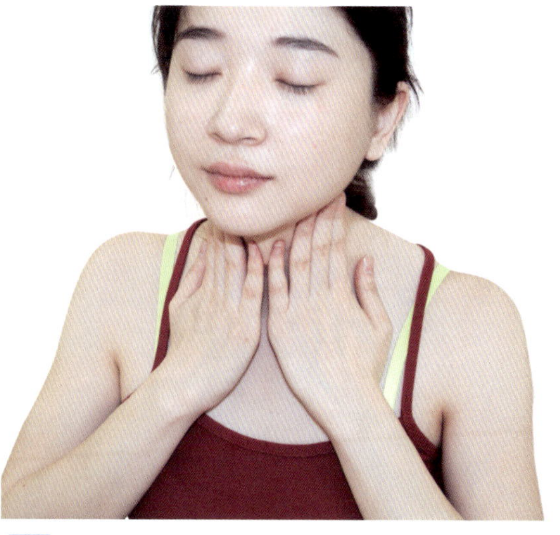

7 귀 뒤에서 쇄골로 문질러 내려간다.

6) 색소 침착을 방지하는 생활미용마사지

색소침착은 혈액의 정체가 원인이다. 마사지로 혈액의 흐름을 촉진하고 혈색 좋은 건강한 피부를 만들어보자.

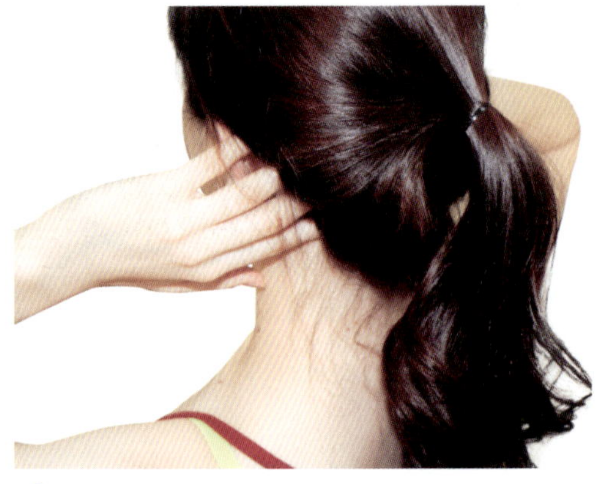

1 목덜미의 움푹 들어간 부분을 지압한다.

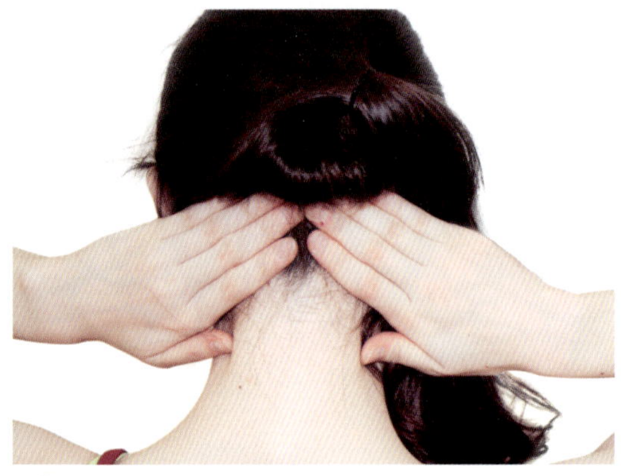

2 목덜미를 문질러 내려간다.

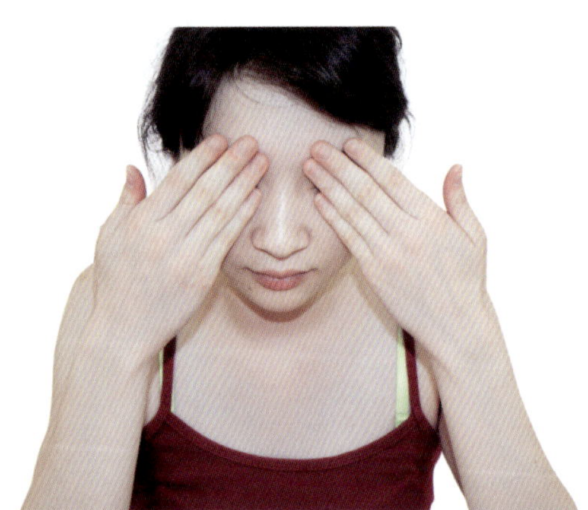

3 눈썹을 따라 문지른다.

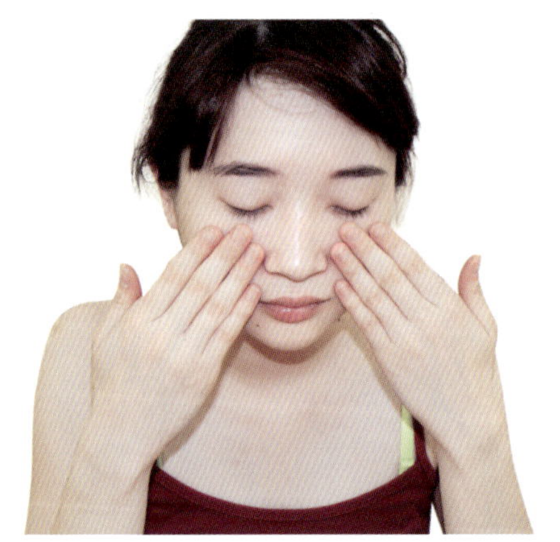

4 광대뼈를 따라 관자놀이까지 문지른다

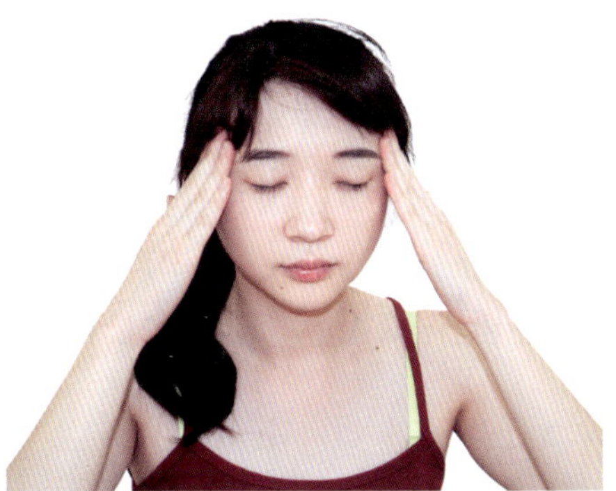

5 입 양 끝 약간 아래에서 관자놀이까지 문지른다.

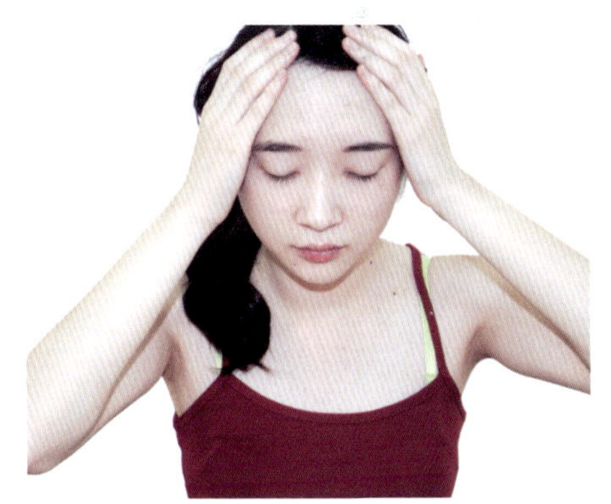
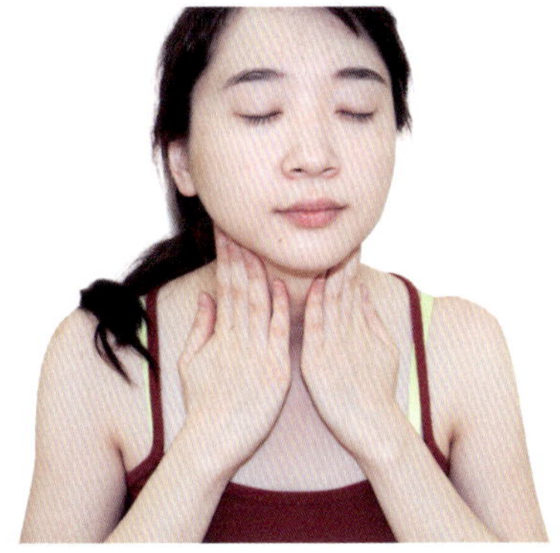

6 관자놀이에서 귀 앞을 지나 쇄골로 문질러 내려간다

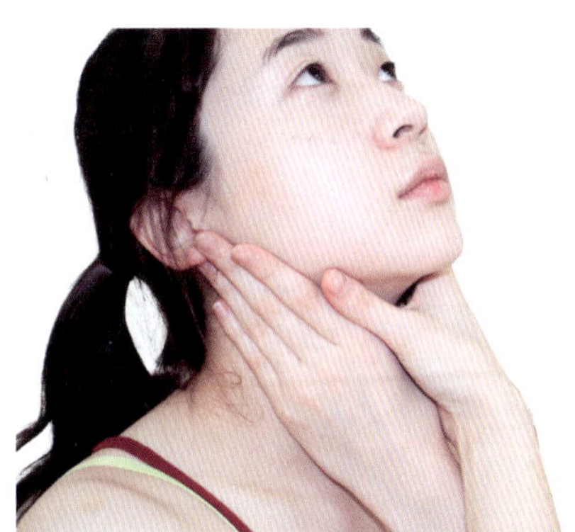

7 턱을 들고 목을 문질러 내려간다

7) 부종 해소를 위한 생활미용마사지

혈액과 림프의 순환기능 저하로 일어나는 부종을 생활미용마사지로 해소하자.

1 귀밑 움푹한 부분을 전방으로 둥글게 풀어 준다.

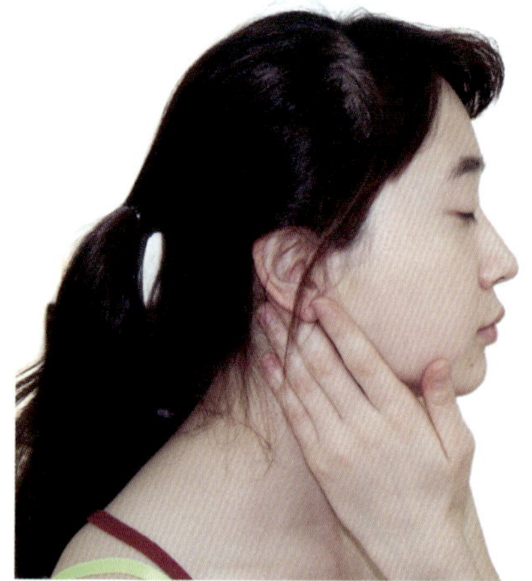

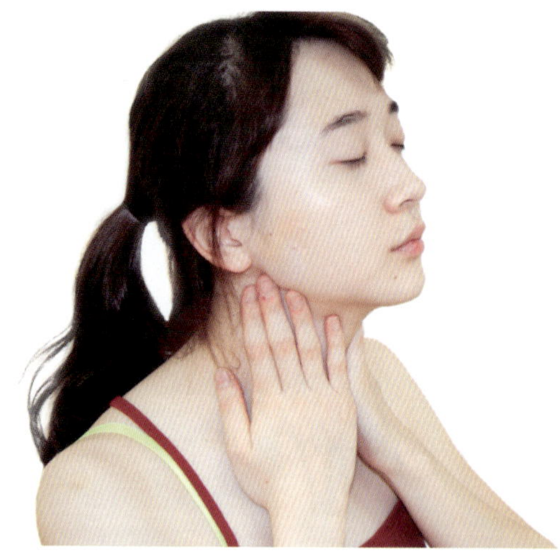

2 귀 뒤에서 가슴을 향해 문질러 내려간다.

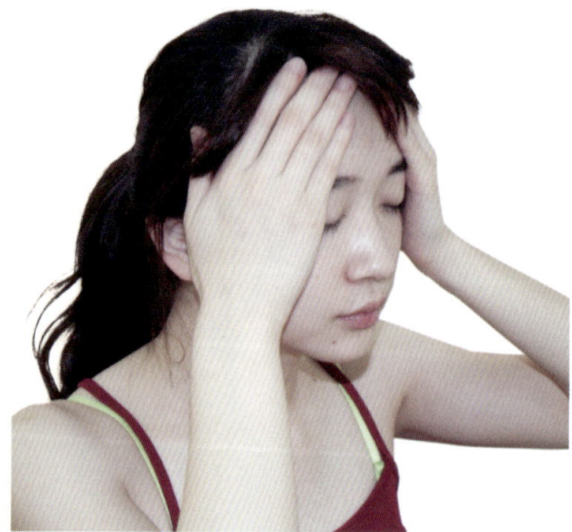

3 이마에서 귀 앞, 목 옆을 지나 가슴으로 문질러 내려간다.

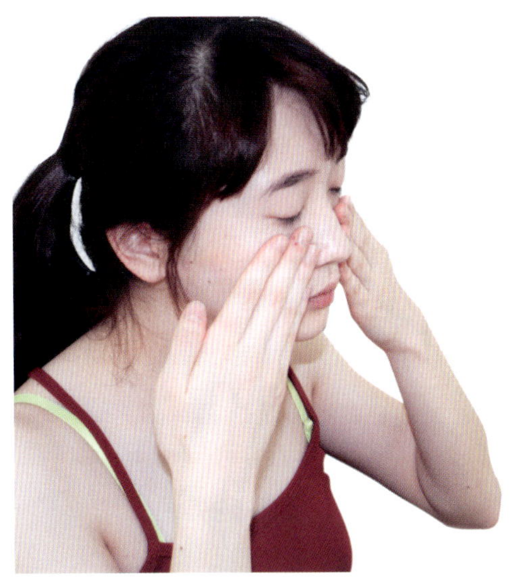

4 콧방울 옆에서 귀 앞, 귀 밑을 지나 가슴으로 문질러 내려간다.

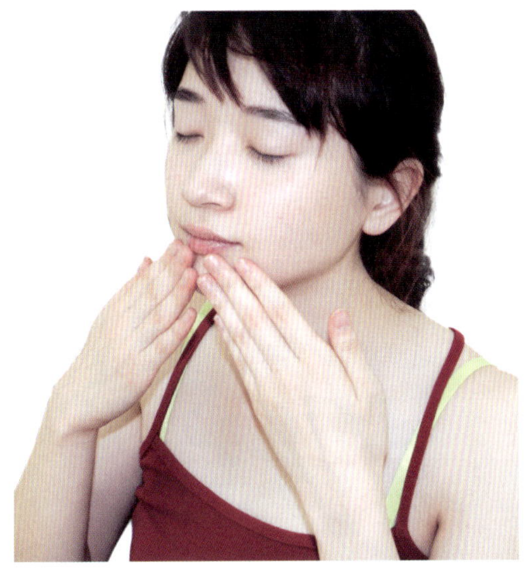

5 턱에서 귀 밑, 그대로 가슴으로 문질러 내려간다.

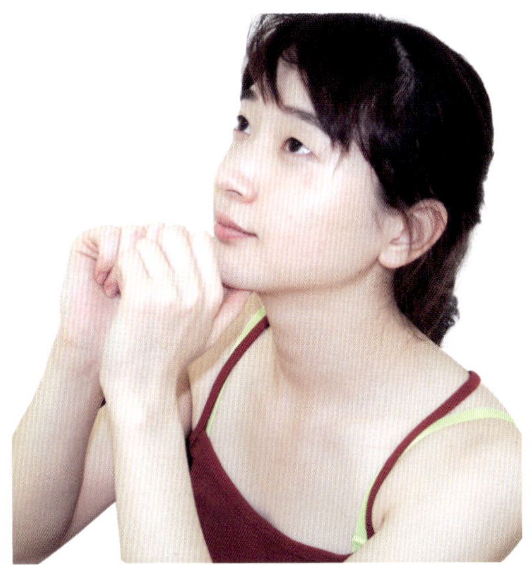

6 턱뼈 라인을 따라 귀 밑으로 훑어 올라 간다.

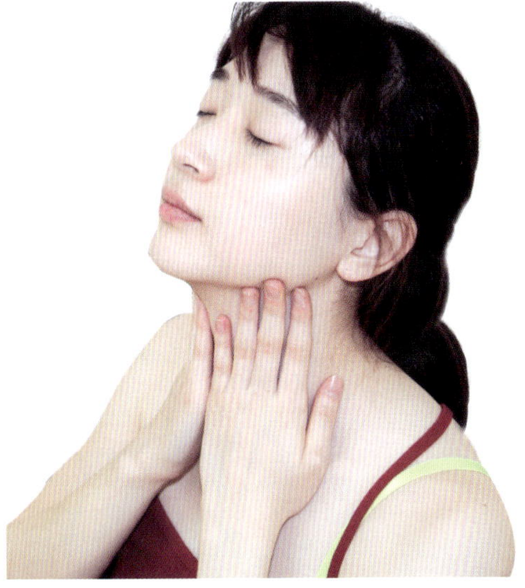

7 귀 뒤에서 가슴으로 문질러 내려간다.

8) 두피의 늘어짐을 예방하는 생활미용마사지

두피와 얼굴 피부는 서로 연결되어 있어서 방치해서는 안된다. 두피의 늘어짐을 방지하면 얼굴의 늘어짐을 방지할 수 있다.

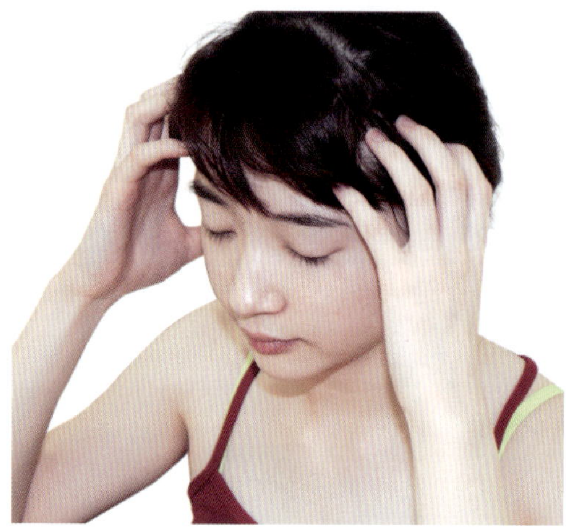

1 이마의 양 옆면의 모발이 나기 시작하는 라인을 따라 지압한다

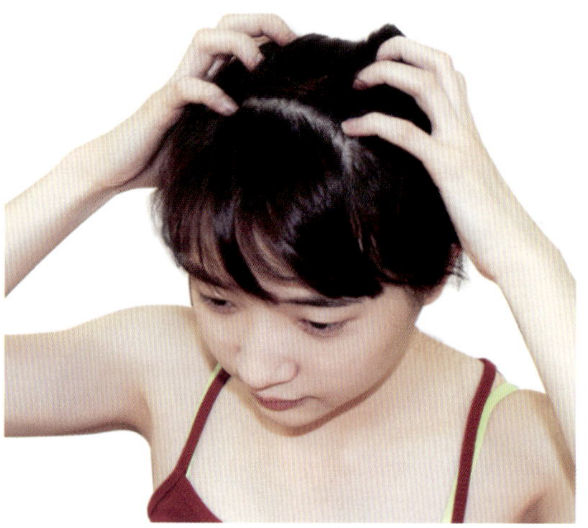

2 1에 이어서 두정부를 향해 긁는 동작으로 마사지한다

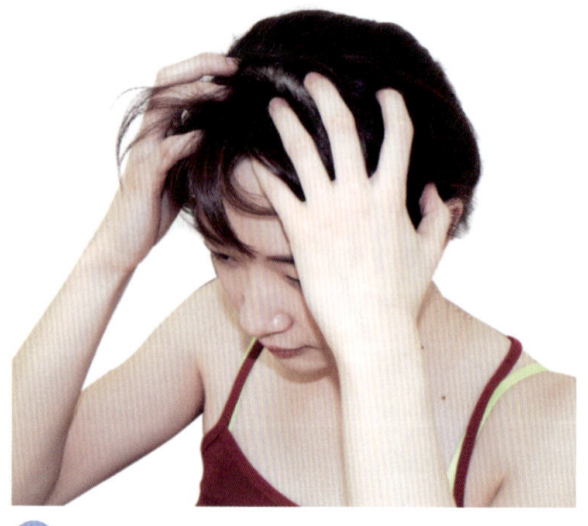

3 이마 중앙부의 모발이 나는 부위를 따라 지압한다.

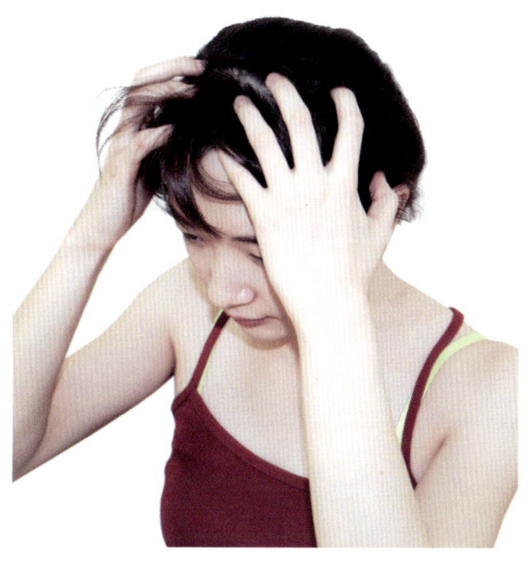 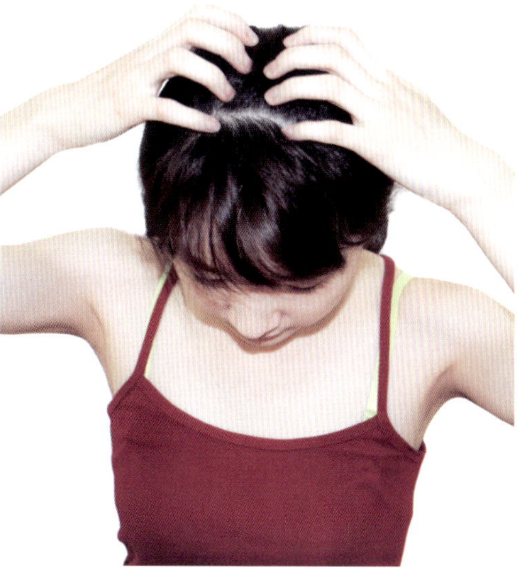

4 두피를 지압하여 움직이면서 두정부를 향해 이동시킨다. 시원하게 느낄 정도로 실시한다.

5 두정부의 중앙 세로라인을 따라 시지, 간지, 약지, 소지를 대고 좌우로 두피를 지압하여 움직인다. 5번 정도 왕복 실시한다.

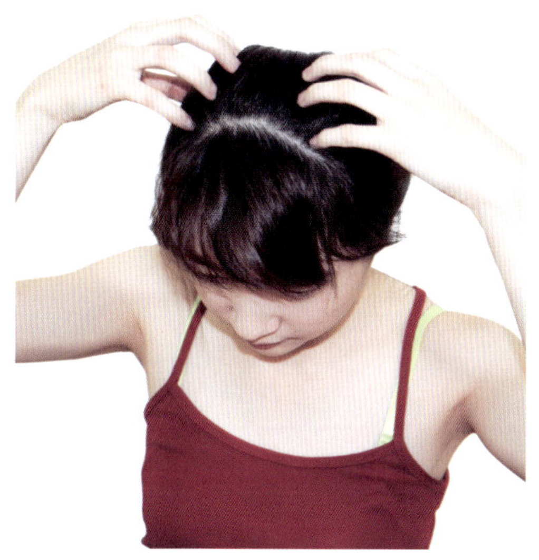 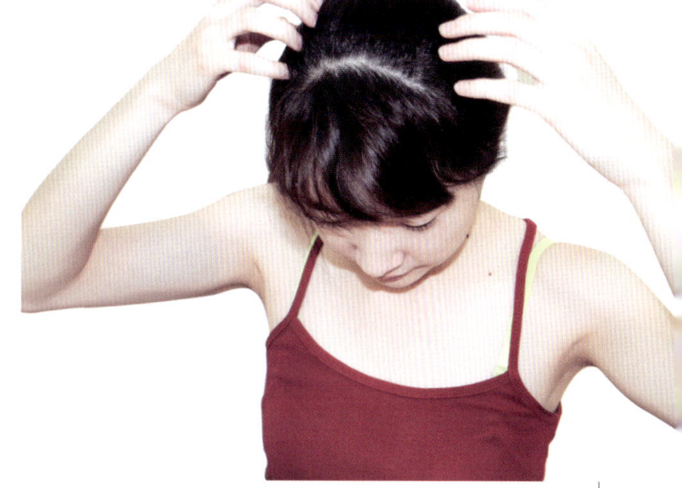

6 두정부의 두피를 양 손가락으로 지압하여 꾹 눌렀다 떼서 자극을 준다. 동작을 5회 정도 반복한다.

9) 여드름을 없애는 생활미용마사지

성인 여드름은 혈액의 흐름이나 노폐물이 정체해 있는 것이 원인이다.
혈액의 흐름을 개선하여 여드름 없는 아름다운 피부를 만들어보자.

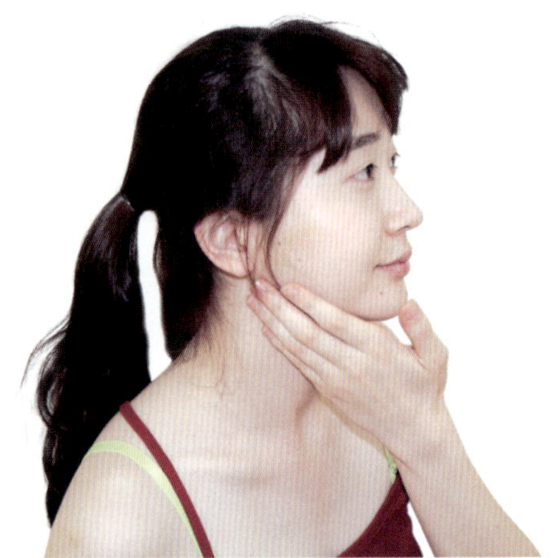

1 턱 전체를 우측 손바닥으로 문지르고 좌측 귀밑에서 우측 귀밑까지 부드럽게 문지른다. 손을 바꾸어 좌측 손바닥으로 우측에서 좌측으로 같은 방법으로 실시한다.

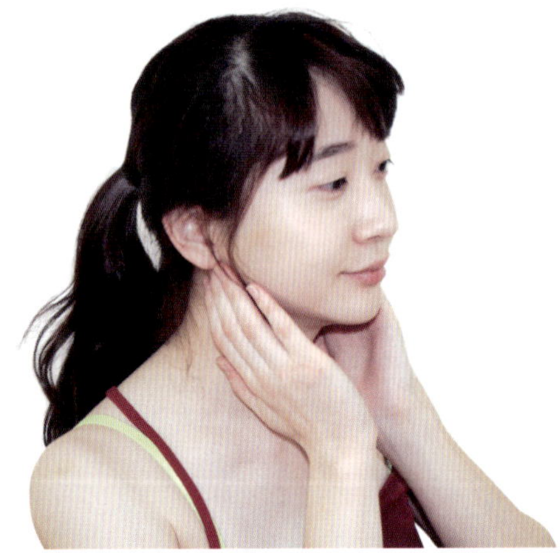

2 양 손바닥 전체로 귀 뒤에서 목 양 측면을 지나 쇄골까지 문질러 내려간다.

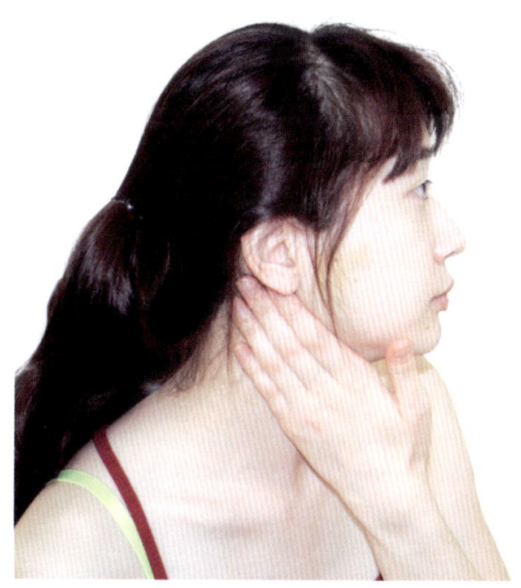 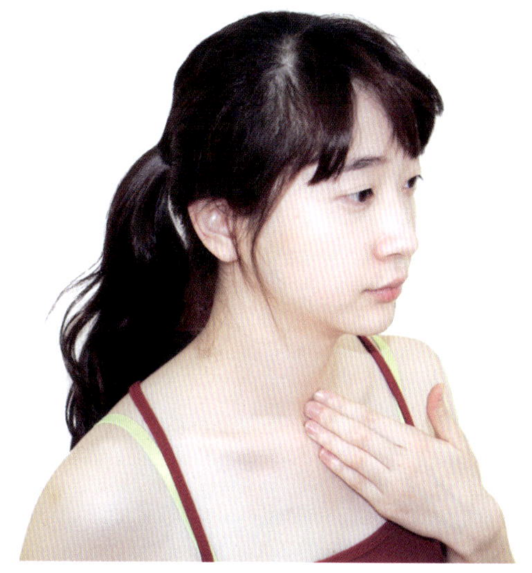

3 오른 손바닥으로 좌측 귀 뒤에서 우측 쇄골까지 크로스로 문질러 내려간다. 손을 바꾸어 좌측 손바닥으로 우측 귀 뒤에서 좌측 쇄골로 같은 방법으로 실시한다.

4 오른 손바닥 전체로 좌측 귀밑에서 어깨 끝으로 3회 정도 문질러 내려간다. 손을 바꾸어 우측 귀밑에서 어깨 끝으로도 마찬가지로 5회 정도 실시한다.

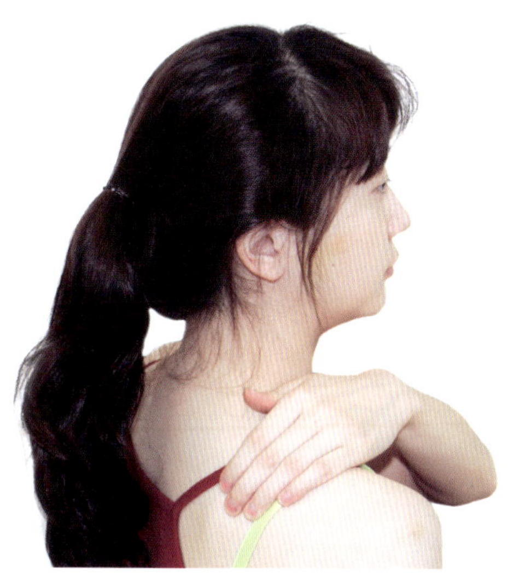

10) 시력증진과 탄력있는 피부관리를 위한 생활미용마사지

노화와 함께 눈 주변 근육이 쇠하여 늘어진 피부는 눈매의 밝기를 반감시킨다.

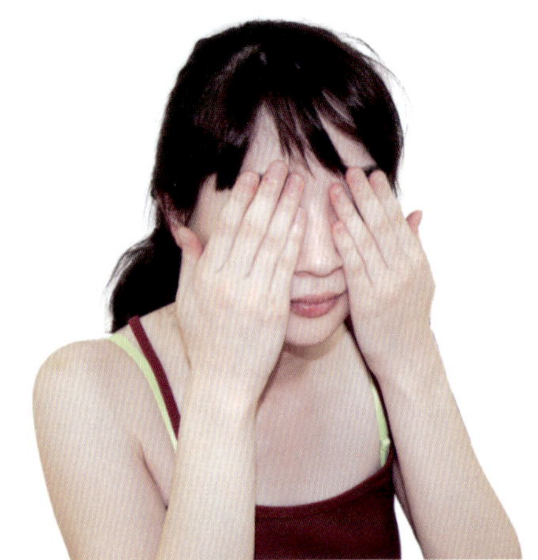

1 눈꺼풀에 시지, 간지, 약지를 대고 안구를 천천히 부드럽게 누른다. 동작을 5회 정도 실시한다.

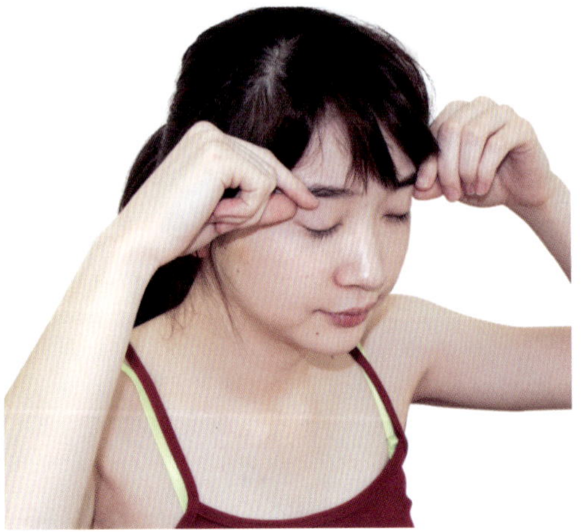

2 모지와 시지로 눈썹 끝(내측), 눈썹 중앙, 눈썹 끝(외측)을 집었다 놓는다.

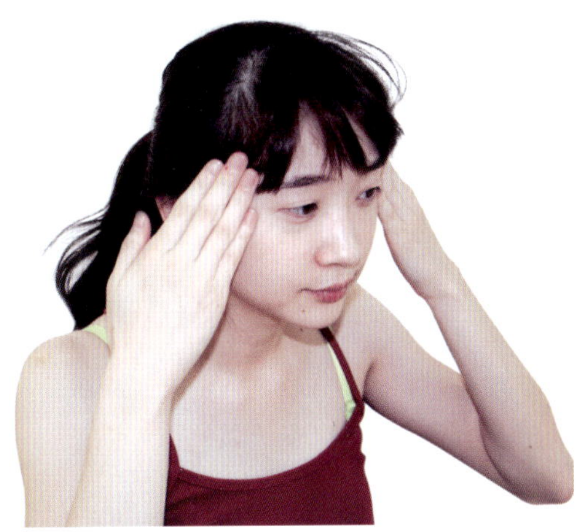

3 관자놀이에 검지, 중지, 약지를 대고 지
그시 누르면서 전방으로 3회 돌리고, 마
지막에 꾹 강하게 지압한다. 동작을 5회
정도 실시한다.

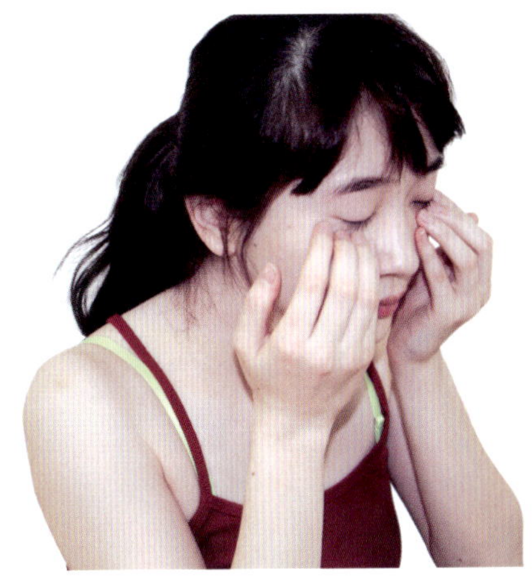

4 하골에 시지, 간지, 약지를 따라 대고 3개
손가락으로 천천히 부드럽게 지압한다.

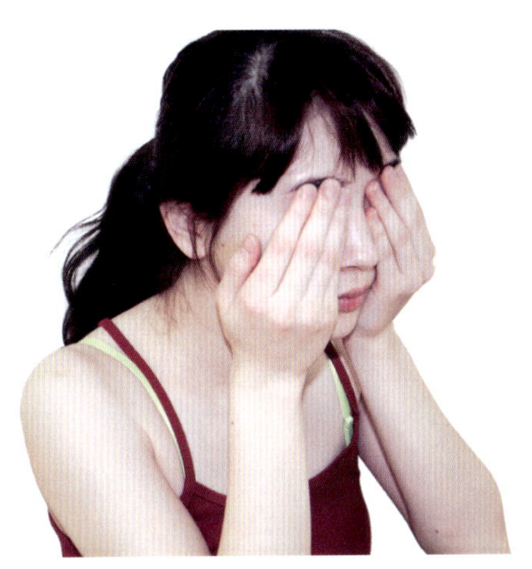

5 상골에 시지, 간지, 약지를 따라 대고 3개
손가락으로 천천히 부드럽게 지압한다.

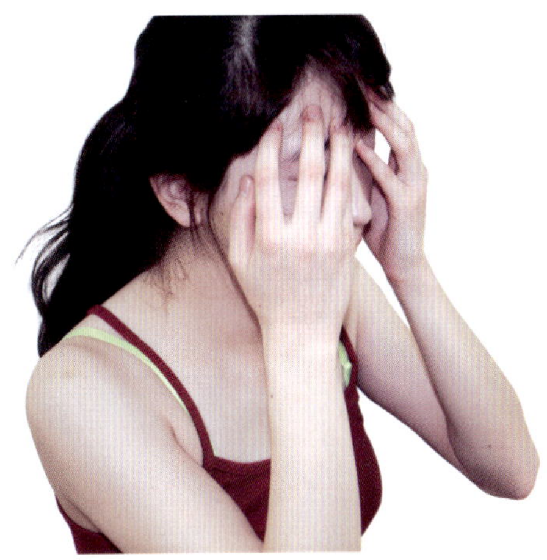

6 상골에서 눈썹을 지나 모발이 나기 시작
하는 부분까지 밀어올리고, 더욱 세게 지
압한다. 동작을 5회 정도 실시한다.

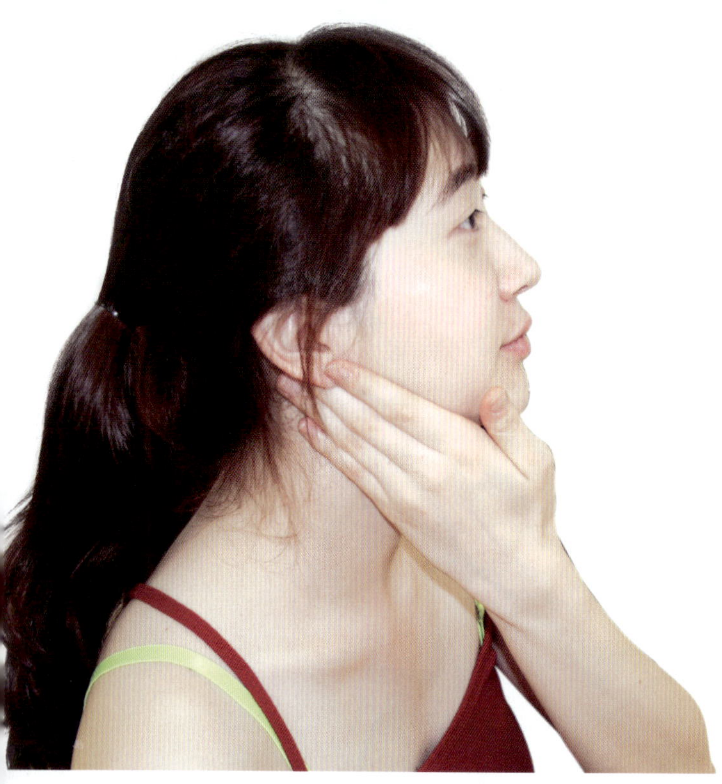

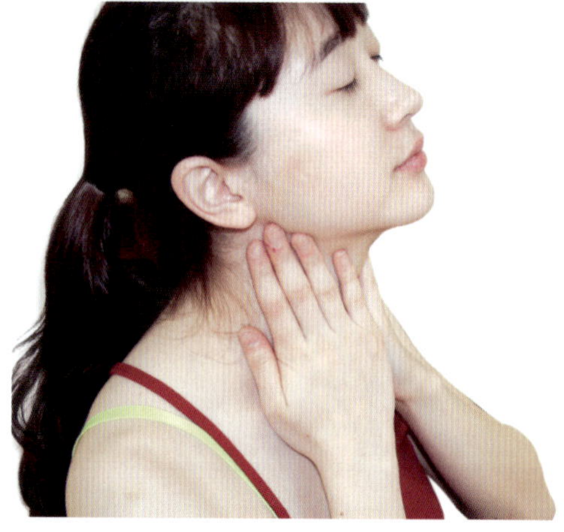

8 양 손바닥 전체로 귀 뒤에서 목 옆을 지나 가슴까지 문질러 내려간다. 이것을 3회 실시한다.

7 귀밑의 움푹한 부분에 검지, 중지, 약지를 대고 천천히 전방으로 돌려 풀어준다. 좌우 모두 10회씩 정도 실시한다.

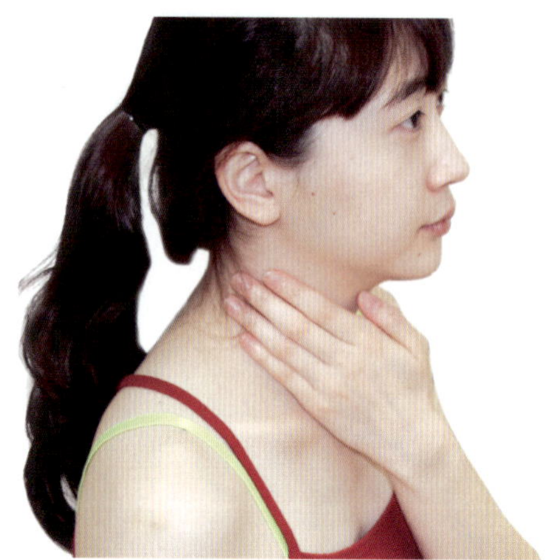

9 목 옆에서 목덜미에 시지, 간지, 약지를 딱 붙이고 천천히 후방으로 돌려 풀어준다. 좌우 모두 10회 정도 실시한다.

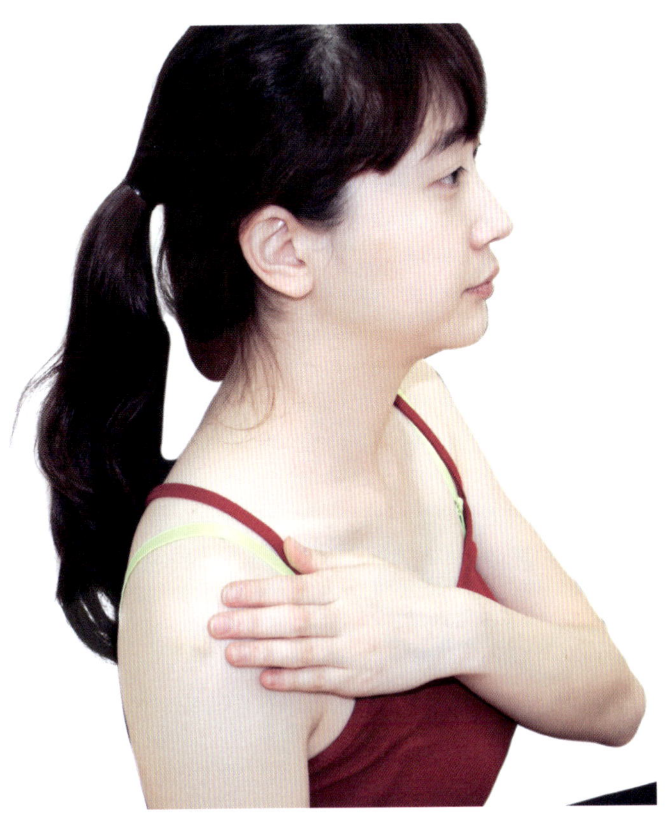

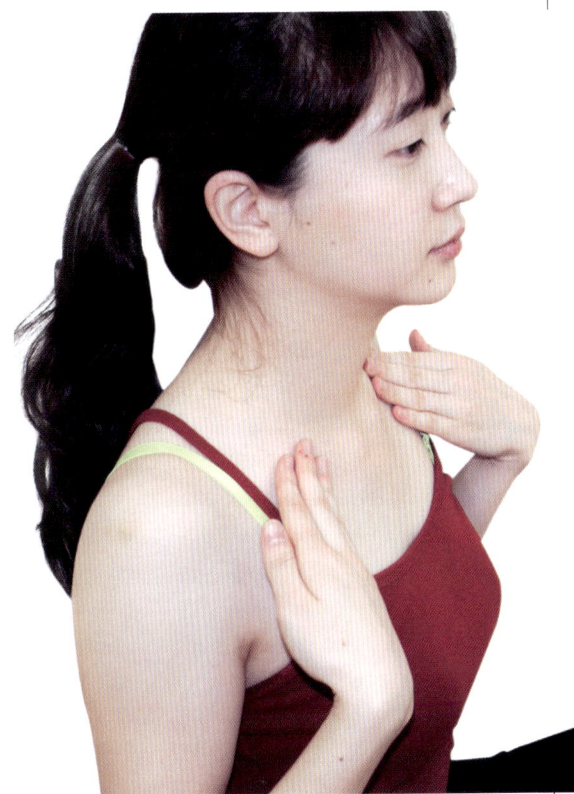

10 오른 손바닥 전체로 좌측 귀밑에서 어깨 끝으로 5회 문질러 내려간다. 손을 바꾸어 우측 귀밑에서 어깨 끝으로도 같은 방법으로 10회 정도 실시한다.

11 쇄골보다 약간 아래 가슴 중심에 양 손을 대고 손바닥 전체로 흉근을 벌리듯이 옆으로 벌린다.

11) 건강한 두피 유지를 위한 생활미용마사지

얇은 모발은 오래된 인상을 준다. 풍부한 모발과 건강한 두피를 유지하려면 주1회 관리하도록 권장한다. 시간이 있을 때 느긋이 두피를 관리하자.

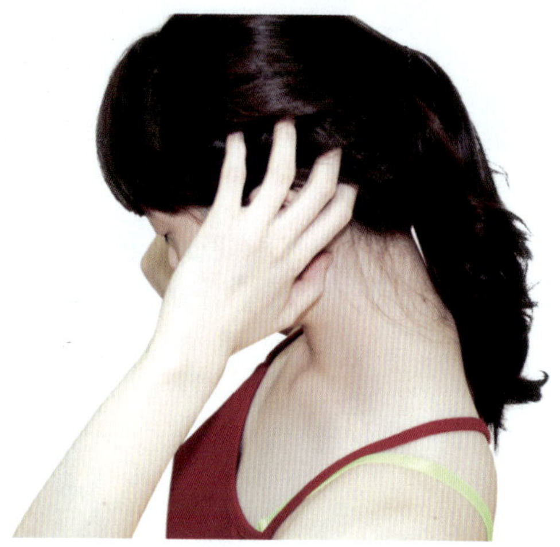

1 목덜미에 검지를 대고 중지, 약지, 소지를 옆으로 대고, 전방으로 돌리듯 10회 정도 주물러 풀어준다.

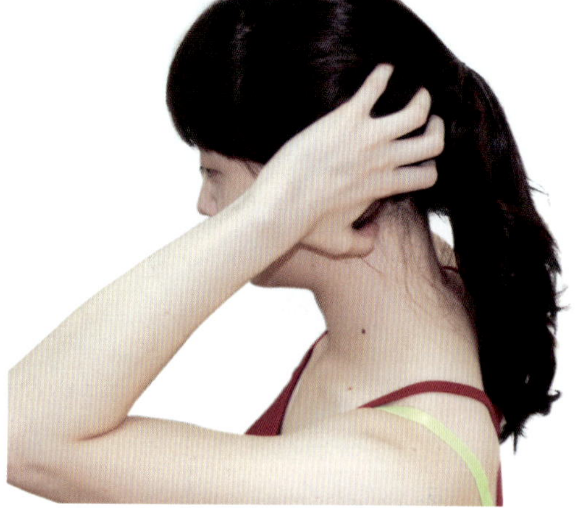

2 두정부로 밀면서 5초 정도 꾹 누른다. 두정부를 찾았으면 검지, 중지, 약지, 소지를 좌우로 5회 왕복 눌러 움직인다.

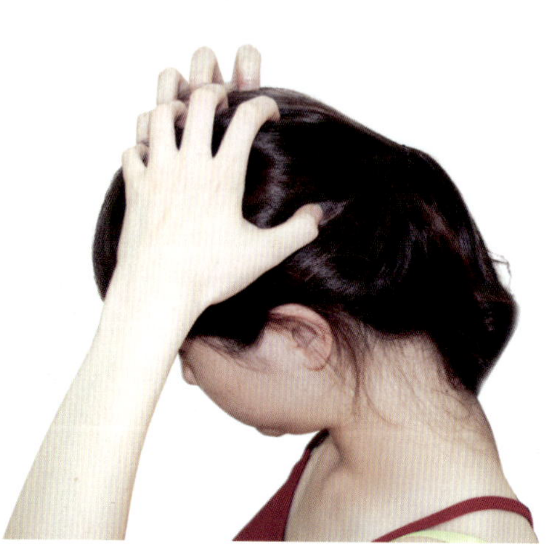

3 귀 뒤를 따라 시지, 간지, 약지, 소지를 대고 전방으로 5회 돌리듯 주물러 풀어준다.

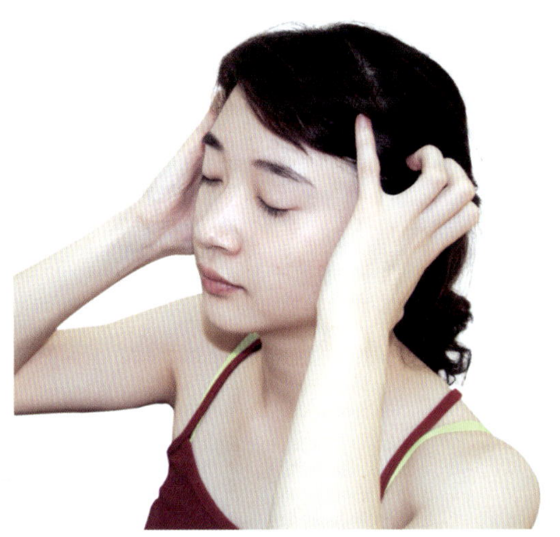

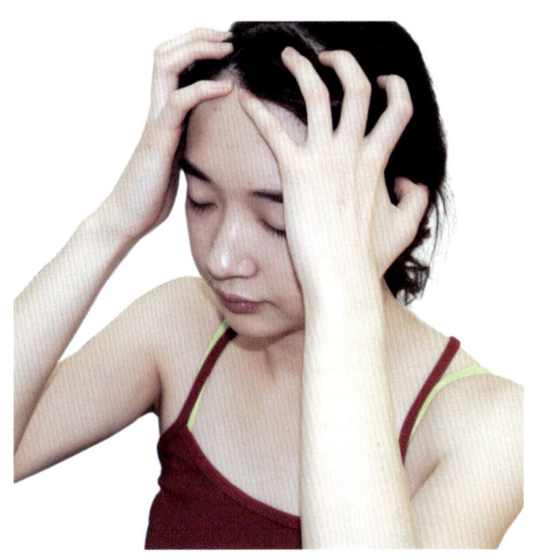

4 두정부로 밀면서 3초 정도 꾹 누른다. 두
정부를 찾았으면 시지, 간지, 약지, 소지를
좌우로 5회 왕복하며 눌러간다.

5 이마 중앙부를 따라 시지, 간지, 약지,
소지를 대고 5회 돌리듯 주물러 풀어준
다. 그대로 두피를 두정부로 꾹 밀어올
려 두정부에서 10회 정도 실시한다.

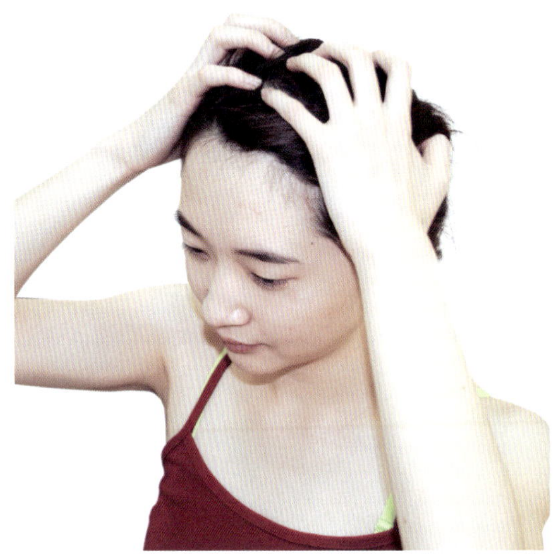

6 열 손가락으로 두정부를 10회 정도 가
볍게 두들겨 자극을 준다.

참고문헌

육조영 (1998). 운동후 Stretching과 Sports Massage가 피로회복에 미치는 영향. 한국스포츠리서치, 9(2).

육조영 (1999). 발관리요법. KSIDI 출판부.

육조영 (1999). 수면요법. KSIDI 출판부.

육조영 (1999). 피부마사지 요법. KSIDI 출판부.

육조영, 김명기, 이윤근, 임정일, 김석일, 김희선 (2000). 스포츠 마사지학. 도서출판 홍경.

Antoni, M.H., Goodkin, K., Goldstein, V., Laperriere, A., Ironson, G., & Fletcher, M.A. (1991). Coping responses to HIV-1 sorostatus notification predict short-term affective distress and one year immunologic status in HIV-seronegative and seronegative gay men [Abstract]. *Psychosomatic Medicine. 53*, 227.

Arkko, P.J., Pakarinen, A.J., & Kari-Koskinen, O. (1983). Effects of whole body massage on serum protein, electrolyte and hormone concentrations, enzyme activites, and hematological parameters. *International Journal of Sports Medicine. 4*, 265-267.

Armstronh, R.B., Warren, C.L., & Wyatt, F. (1989). The effects of massage treatment on exercise fatique. *Clinical Sports Medicine. 1*, 189-196.

Balnave, C.D., & Thompson, M.W. (1993). Effects of training on eccentric exercise-induced muscle damage. *Journal of Apple Applied Physiology. 75*, 1545-1551.

Barbach, L. (1983). For Each Other Doublenday Anchor Press.

Barlow, A., Clarke, R., Johnson, B., Seabourne, D., Thomas, & Gal, J. (2004). Effect of massage of the hamstring muscle group on performance of the sit and reach test. *Br. J. Sports Med. 38*, 349-351.

Barlow, Y., & Willouby, J. (1992). Pathophysiology of soft tissue repair. *Britigh Medicine Bullitin. 48*, 698-711.

Batavia, M. (2004). Contraindications for therapeutic massage: do sources agree? *Journal of bodywork and movement therapies. 8*, 48-57.

Berk, L.S., Nieman, D.C., & Youngberg, W.S. (1990). The effect of long endurance running on natural killer cells in marathoners. *Medical and Science in Sports and Exercise. 22*, 207-212.

Blalock, J.E. (1984). The immune system as a sensory organ. Journal *of Immunoligy. 32*, 1067-1070.

Brahmi, Z., Tomas, J.E., Park, M., & Dowdeswell, I.A.G. (1985). The effect of acute exercise on natural killer cell activity of trained sedentary human sebjets. *Journal of Allergy Clinical Immunology. 5*, 321-328.

Cafarelli, E., & Flint, F. (1992). The role of massage in preparation for and recovery from exercise. *Sports Medicine. 14*, 1-9.

Callaghan, M.J. (1993). The role of massge in the management of the athlete : a review. *British Jurnal of Sports Medicine. 27*, 28-33.

Carroll, K.K., Flynn, M.G., Bodary, P.F., Bushman., Choi, D.H., Weiderman, C.A., Brickmanm, T.M., Brickman, L.E., & Brolinson, B.A. (1995). Resistance Training and immune system function of young men. *Medical and Science in Sports and Exercise. 27*, S176.

Clarkon, P.M., & Newham, D.J. (1994). Associations between muscle soreness, damage and fatigue. *Advaned Experimental Medical Biology. 384*, 457-469.

Clarkson, P.M., & Sayers, S.P. (1999). Etiology of exercise-induced muscle damage. Canadian *Journal of Applied Physiology. 23*, 234-248.

Corbin, L. (2005). Safety and efficacy of massage therapy for patients with cancer. *Journal of cancer control. 12(3)*, 158-164.

Crenshaw, A.G., Thornell, L.E., & Friden, J. (1994). Intramusclular pressure, torque and swelling in the exercise-induced sore vastus lateralis muscle. *Act Physiology Scandinavian. 152*, 265-277.

Doershuckm, C.M., Allard, M.F., Lee, S., Brumawell, M.L., & Hogg, J.C. (1988). Effect of epinephrine on neutrophil kinetics in rabbit lungs. *Journal of Applied Physiology. 63*, 401-407.

Drew, T., Kreider, R., & Drinkard, B. (1990). Effects of post-event massage therapy on repeated ultra-endurance cycling. *International Journal of Sports Medicine. 11*, 407.

Edward, A.J., Bacon, T.H., Elms, C.A., Verardi, R., Felder, M., & Knight, S.C. (1984). Changes in the populations of lymphoid cells in human peripheral blood following physcal exercise. *Clinical*

Experimental Immunology. 58, 420-427.

Eisenberg, D.M., Kessler, R.C., Foster, C., Norlock, F.E., Calkins, D.R., & Delbanco, T.L. (1993). Unconventional medicine in the United States: Prevalence, coats and patterns of use. *New England Journal of Medicine. 328*, 246-252.

Ernst, E. (1998). Does post-exercise massage treatment reduce delayed onset muscle soreness? A systematic review. *British Journal of Sports Medicine. 32(3)*, 212-4.

Ernst, E. (2004). Manual therapies for pain Control: Chiropractic and massge. *Clin. J. Pain. 20*, 8-12.

Esperson, G.T., Elback, A., Ernst, E., Toft, E., Kaalund, S., Jersild, C., & Grrunner, N. (1990). Effect of physical exercise on cytokines and lymphocyte subpopulation inhnman peripherial blood. *Acta Pathology & Immunology Scandinaviam. 98*, 395.

Evans, W., & Cannon, J. (1991). Metabolic effects of exercise-induced muscle damage. Exercise and Sports Science Review. 19, 125.

Faulkner, J.A., Brooks, S.V., & Opiteck, J.A. (1993). Injury to skeletal muscle fibres during contraction : Conditions of occurrence and prevention. Physiological Therapy. 73. 911-921.

Ferrell-Torry, A.T., & Glick, O.J. (1993). The use of therapeutic massage as a nursing intervention to modify anxiety and the perception of cancer pain. Cancer Nursing. 16, 93-101.

Ferry, A., Picard, F., Duvallet, A., Weill, B., & Rieu, M. (1990). Changes in blood leukocyte populations induced by acute maximal and chronic submaximal exercise. *European Journal of Applied physiology. 59*, 435-442.

Field, T., Grizzle, N., Scafidi, F., & Schanberg, S. (1994). Massge and relaxation therapies' effects on depressed mothers. Manscript under reivew.

Field, T., Hernandez-Reif, M., Diego, M., Feijo, L., Vera, Y., & Gil, K. (2004). Massage therapy by parents improves early growth and development. Infant behavior & development. 27, 435-442.

Field, T., Morrow, C., Valdeon, C., Larson, S., Kuhn, C., & Schanberg, S. (1992). Massage reduces anxiety in child and aldolesscent psychiatric patients. *Journal of American Academic Child and Adolescent Psychiatry. 31*, 125-131.

Fitts, R.H. (1994). Cellulae Mechanisms of muscle fatique. *Physiololgical Review. 74*, 49–94.

Flankiln, G.A. (1993). The role of massage in preparation for and recovery from exercise. *Sports Medicine, 14(1)*.

Fraser, J., & Kerr, J.R. (1993). Psychophysiological effects of back massage on elderly insstitutionalized patients. *Journal of Advance Nursing. 18*, 238–245.

Fulmer, J.E. (1994). The effect of pre-performance massage on frequency in sprinters. *Atheletic Training. 26*.

Galloway, S.D.R., & Watt, J.M. (2004). Massage provision by physiotherapists at major athletics events between 1987 and 1998. *Br. Sports Med. 38*, 235–237.

Goats, G.C. (1994). Massage : the scientific basis of an ancient art. Part 1. Yhe techniques. *British Journal of Sports Medicine. 28*, 149–152.

Gupta, S., Goswami, A., Sadhukhan, A.K., & Mathur, D.N. (1996). Comparative study of lactate removal in short term massage of extremities, active recovery and a passive recovery period after supramaximal exercise sessions. *International Journal of Sports Medicine. 17(2)*, 106–110.

Hart, J.M., Swanik, C.B., Tierney, R.T. (2005). Effects of sport massage on limb girth and discomfort associated with eccentric exercise. *Journal of athletic training. 40(3)*, 181–185.

Hinds, T., Mcewan, I., Perkers, J., Dawson, E., Ball, D., & George, K. (2004). Effects of massage on limb and skin blood flow after quadriceps exercise. American college of sports medicine.

Hoffman-Goetz, L., & Pederson, B.K. (1994). Exercise and the immune system; a model of the stress response? *Immunology Today. 15*, 382–387.

Howatson, G., Garze, D., & Someren, K.A. (2005). The efficacy of ice massage in the treatment of exercise-induced muscle damage. *Scand J. Med. Sci. Sports. 15*, 416–422.

Howell, J.N., Chleboun, G., & Conatser, R. (1993). Muscle stiffness, Strength loss, swelling and soreness following exercise-induced injury in humans. *Journal of Physiology. 464*, 183–196.

Hunt, M.E. (1990). Physiotherapy in sports medicine. In : Torg, J.S., Welsh, P.R. & Shephard, R.G.(Eds.). *Current Therapy in Sports Medicine. 2*, 48–50.

Hunter, A.M., Watt, J.M., Watt, V., & Galloway, S.D.R. (2006). Effect of lower limb massage on electromyography and force production of the knee extensors. *Br. J. Sports Med. 40*, 114-118.

Ironson, G., & Field, T. (1996). Massage therapy is associated with enhancement of the immune system's cytotoxic capacity. *International Journal of Neuroscience. 84*, 205-217.

Ironson, G., Field, T., Scafidi, F., Hashimoto, M., Kumar, A., Price, A., Goncalves, A., Burman, I., Tetenman, C., Patarca, R., & Fletcher, M.A. (2000). Massage therapy is associated with enhancement of the immune system's cytotoxic capacity. *International Journal of Neuroscience. 84*, 205.

Ironson, G., Friedman, A., Klimas, N., Antoni, M., Fletcher, M.A., Laperriere, Simonneau, J., & Schniederman, N. (1994). Distress, denial and low adherence to behavioral interventions predict faster disease progression in gay men infected with immunodeficiency virus. *International Journal of Behavior Medicine. 1(1)*, 90-105.

Jane, A.D., Richard, R.M., & Sarah, E.C. (1990). Effect of massage on serum level of β-endorphin and β-lipotropin in health adults, Physical therapy.

Jerrilyn, A., Cambron, D.C., M.P.H., Ph.D., Dexheimer, J., L.M.T., & Patrica Coe, D.C., C.M.T. (2006). Changes in blood pressure after various forms of therapeutic massage: a preliminary study. *The journal of alternative and complement medicine. 12(1)*, 65-70.

Jonhagen, S., Ackermann, P., Eriksson, T., Saartok, T., & Renstrom, P.A.F.H. (2004). Sports massage after eccentric exercise. *Am. J. Sports Med. 32(6)*, 1499-1503.

Kaye, A.D., Kaye, A.J., Swinford, J., Baluch, A., Bawcom, B.A., Lambert, T.J., & Hoover, J.M. (2008). The effect of deep-tissue massage therapy on blood pressure and heart rate. The journal of Alternative and complementary medicine. 14(2), 125-128.

Kendall, A., Hoffman-Goetz, L., Houston, M., & MacNeil, B. (1990). Exercise and blood lympocyte subset responses : intensity, duration and subject fitness effects. *Journal of Applied Physiology. 69(1)*, 251-260.

Kiecolt-Glaser, J.K., Glaser, R., Strain, E., Stout, J., Messick, G., Sheppaed, S. Ricker, G., Romisher, S.C., Briner, W., Bonnell, G., & Donnerberg, R. (1985). Psychosocial enhancement

enhancement of immunocompetence in a geriatric population. *Health Psychology. 4*, 25–41.

Kiecolt–Glaser, J.K., Glaser, R., Strain, E., Stout, J., Tarr, K., Holliday, J., & Specicher, C.E. (1986). Modulation of cellular immunity in medical students. *Journal of Behavior Medicine. 9*, 5–21.

Kuipers, H. (1994). Exercise–induced muscle damage. *International Journal of Sports Medicine. 15*, 132–135.

Langewitz, W., Ruttiman, S., Laifer, G., Maurer, P., & Kiss, A. (1994). The intergration of alternative treatment modalities in hiv ibfection–the patient's perspective. *Journal of Psyhosom Reserch. 38*, 687–693.

Leach, R.E. (1998). Hyperbaric oxygen therapy in sports. *American Journal of Sports Medicine. 26*, 489–490.

Lehn, C., & Prentice, W.E. (1994). Massage In Prentice W.E.(ed). Therapeutic Modalities in Sports Medicine. St. Louis, Mosby–Year Book Inc., 335–363.

Lewis, M., & Johnson, M.I. (2006). The clinical effectiveness of therapeutic massage for musculoskeletal pain: a systematic review. *Journal of Physiotherapy. 92.* 146–158.

Lewis, R.K. (1995). A Physiologic evaluation of the sports massage. *Athletic Training. 26.*

Longworth, J.C.D. (1982). Psychophysiological effects of back massage in normotensive females. *Advances Nurse Science. 4.* 44–61.

Mackinnon, L.T. (1989). Exercise and natural killer cells: what is the relationship? *Sports Medicine. 7*, 141–149.

Mackinnon, L.T. (1993). Exercise & *Immunology. Champaign.* IL, Human Kinetics.

Mackinnon, L.T., & Jenkins, D.G. (1993). Decreased salivary immunoglobulins after intense internal exercise before and after training. *Medicine and Science in Sports and Exercise. 25*, 678–683.

McCarthy, D.A., Snyder, A.C., Foster, C., & Wehrenberg, W.B. (1998). The leukocytosis of exercise, a review and model. *Sports Medicine. 6*, 333–363.

McKechnie, G.J.B., Young, W.B., & Behm, D.G. (2007). Acute effects of two massage techniques on ankle joint flexibility and power of the plantar llexors. *Journal of Sports Science and Medicine. 6*, 498–504.

Meek, S.S. (1993). Effects of slow stroke back massage on relaxation in hospice clients. IMAGE: *Journal of Nursing Scholarship. 25*, 17-21.

Moraska, A. (2007). Therapist education Impacts the massage effect on postrace muscle recovery. University of Colorado at Denver and Health Sciences Center, Denver, Co.

Mori, H., Ohsawa, H., Tanaka, T.H., Taniwaki, E., Leisman, G., & Nishijo, K. (2004). Effect of massage on blood flow and muscle fatigue following isometric lumbar exercise. *Med. Sci. Monit. 10(5)*, 173-178.

Nieman, D.C., Henson, D.A., Gusewitch, G., Warren, B.J., Dotson, R.C., Butterworth, D.E., & Nehlsen-Cannarella, S.L. (1993). Physical activity and immune fuction in elderly women. *Medicine and Science in Sports and Exercise. 25*, 823-831.

Nosaka, K., & Clarkson, P.M. (1992). Relationship between post-exercise plasma CK elevation and muscle mass involved in the exercise. 25. 823-831.

Nosaka, K., & Clarkson, P.M. (1992). Relationship between post-exercise plasma CK elevation and muscle mass involved in the exercise. *International Journal of Sports Medicine, 13(6)*, 471-475.

Oshida, Y., Yamanouchi, K., Hayamizu, S., & Satto, Y. (1988). Effect of acute physical exercise on lymphocyte subpopulation in trained and untrained subjects. *International Journal of Sport Medicine. 9*, 137-140.

Pedersen, B.K., Tvede, N., Hansen, F.R., Anderen, V., Bendixen, G., Bendtzen, K., Galbo, Haahr, P.M., Klarlund, K., Sylvest, J., Thomsen, B.S., & Halkjaer-Kristensen, J. (1988). Modulation of natural killer cell cativity in peripheral blood by physical exercise. *Scandinabica Journal of Immunology. 27*, 673.

Pedersen, B.K., Tvede, N., Klarlund, K., Christensen, L.D., Hansen, F.R., Galbo. H., Kharazmi, A., & kalkjaer-Kristensen, J. (1990). Indomethacin in vitro and in abolishes post-exercise supperssion of natural killer cell activity peripheral blood. *International Journal of Sports Medicine. 11*, 127-131.

Prentice, W.E. (1990). Therapeutic ultrasound In: Prentice, W.E.(Eds.). Therapeutic Modalities in

Sports Medicine(3rd ed.). 255-287. St. Louis: Mosby-Yearbook.

Rinder, A.N., & Sutherland, C.J. (1995). An investigation of the effects of massage on quadriceps performance after exercise fatigue. *Complement Therapy of Nurses and Midwifery. 1(4)*, 99-102.

Robertson, A., Watt, J.M., & Galloway, S.D.R. (2008). Effects of leg massage on recovery from high intensity cycling exercise. *Br. J. Sports Med. 38*, 173-176.

Rodenberg, J.B., Bar, P.R., & De Boer, R.W. (1993). Realation between muscle soreness and biochemical and funcional outcomes of eccentric exercise. *Journal of Applied of Applied Physiology. 74*, 2979-2983.

Rodenburg, R.J., & Shek, P.N. (1995). Amino acid, dieting, glycogen, muscle injury, overtraining, reactive, and species : Heavy exercise, nutrition and immune funtion. Is there a connection. *International Journal of Sports Medicine. 16*, 491-497.

Russell, M. (2006). Massage therapy and restless legs syndrome. *Journal of bodywork and movement therapies. 11*, 146-150.

Sala Horowitz (2007). Evidence-based indications for therapeutic massage. Alternative & complementary therapies. 30-35.

Schillinger, A., Koenig, D., Heafele, C., Vogt, S., Heinrich, L., Aust, A., Birnesser, H., & Schmid, A. (2006). Effect of manual lymph drainage on the course of serum levels of muscle enzymes after treadmill exercise. *Am. J. Phys. Med. Rehabil. 85(6)*, 516-520.

Sellwood, K.L., Brunkner, P., Williams, D., Nicol, A., & Himman, R. (2007). Ice-water immersion and delayed-onset muscle soreness: a randomised controlled trial. *Br. J. Sports Med. 41*, 392-397.

Sherman, K.J., Cherkin, D.C., Kahn, J., Erro, J., Hrbek, A., Deyo, A.R., & Eisenberg, D.M. (2005). A survey of training and practice patterns of massage therapists in two US states. BMC *Complementary and Alternative Medicine. 5*, 13.

Sherman, K.J., Dixon, M.W., Thompson, D., & Cherkin, D.C. (2006). Development of a taxonomy to describe massage treatments for musculoskeletal pain. *BMC complementary and alternative medicine. 6*, 24.

Sims, S. (1986). Slow stroke back massage for cancer patients. Nursing Times, 82, 47–50.

Smith, L.L. (1991). Acute inflammation : The underlying mechanism in delayed onset muscle soreness? *Medicine Science in Sports and Exercise. 23*, 542–551.

Smith, L.L., Keating, M.N., Holbert, D., Spratt, D.J., McCammon, M.R., Smith, S.S., & Israel (1994). The effects of athletic massage on delayed onset muscle soreness, creatine kinase and neutrophil count: A preliminart report. *Journal of Orthopedatric in Sports Medicine and Physical Therapy. 19*, 93–99.

Smith, T.A., & Pyne, D.B. (1997). Exercise, training and neutropil function. Exercise Immunology Review. 3, 96–117.

Steves, R., MEd, ATC, PT (2005). Appraising Clinical Studies: A Commentary on the Zainuddin et al and Hart et al Studies. *Journal of Athletic Training. 40(3)*, 186–190.

Tanaka, T.H., Leisman, G., Mori, H., & Nishijo, K. (2002). The effect of massage on localized lumbar muscle fatigue. *BCM complementary and Alternative Medicine. 2*, 9.

Targan, S., Britvan, L., & Dorey, F. (1981). Activation of human NKCC by moderate exercise : increased frequency of NK cells with enhanced capability of effector target lytic interactions. *Clinical of Experimental Immunology. 45*, 352–361.

Tharp, G.D., & Barnes, M.W. (1990). Reduction of salva immunoglobin levels by swim training. *European Journal of Applied Physiology. 60*, 61–64.

Tiidus, P.M. (1997). Manual massage and recovery of muscle funtion following exercise : A lietrature review. Journal of Orthopedic Sports Science and Physical Therapy. 25, 107–112.

Tiidus, P.M. (1998). Radical species in inflammation and overtraining. *Canadian Journal of Physiological Pharmacology. 76*, 533–538.

Tiidus, P.M., & Shoemaker, J.K. (1995). Effleurage massage, muscle blood flow and long team post-exercise strength recovery. *International Journal of Sports Medicine. 16*, 478–483.

Viitasalo, J., Nieman, K., & Kaappo, R. (1995). Effleurage, Muscle blood flow and long team post-exercise strength recovery. *International Journal of Sports Medicine. 16*, 478–483.

Viitasalo, J., Nieman, K., & Kaappo, R. (1995). Warm underwater water-jet massage improves recovery from intense physical exercise. *European Journal of Applied Physiology. 71*, 431-438.

Vindigni, D., Parkinson, L., Walker, B., Rivett, D.A., Blunden, S., & Perkins, J. (2005). A community-based sports massage course for Aboriginal health workers. *Aust. Journal Rural Haelth. 13*, 111-115.

Vindigni, D.R., Parkinson, L., Blunden, S., Perkins, J., Rivett, D.A., & Walker, B.K. (2004). Aboriginal health in Aboriginal hands: development, delivery and evaluation of a training programme for Aboriginal health workers to pormote the musculoskeletal health of Indigenous people living in a rural community. *Rural and Remote Health. 4*, 281.

Weinrich, S.P., & Weinrich, M. (1990). The effects of massage on pain in cancer patients. *Applied Nursing Research. 3*, 140-145.

Weltman, D.L. (1999). The effects of massage on athletes' cardiorespiratory system. *Soviet Sports Review. 25(1)*.

Wood, S.A., Morgan, D.L., & Proske, U. (1993). Effects of repeated eccentric contractions on structure and mechanical properties of toad sartorius muscle. *American Journal of Physiology. 265*, C792-800.

Zainuddin, Z., Newton, M., Sacco, P., Nosaka, K. (2005). Effect of massage on delayed-onset muscle soreness, swelling, and recovery of muscle function. *Journal of athletic training. 40(3)*, 174-180.

Zeitilin, D., Keller, S.E., Shiflett, S.C., Schlerifer, S.J., & Bartlett, J.A. (2000). Immunological effects of massage therapy during academic stress. *Psychosomatic Medicine. 62*, 83-87.